会社に頼らない 他人にも頼らない

自分の殻は中から破れ！

自己覚醒と自己成長を実現する49の方法《メソッド》

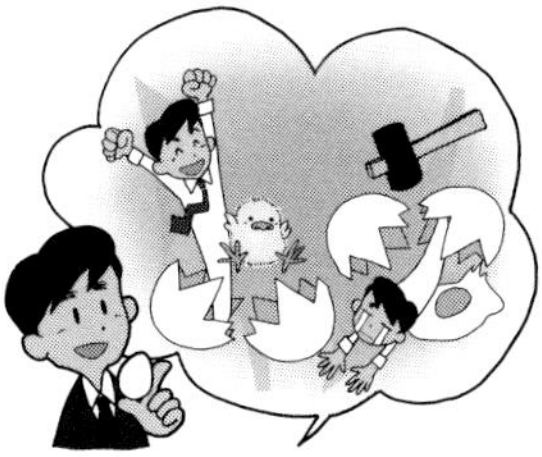

和田 隆 公認心理師

方丈社

はじめに　セルフリテラシーを高める

私は公認心理師、1級キャリアコンサルティング技能士として、数多くの働く人たちの相談に乗ってきました。その活動の中で、最近特に強く感じていることがあります。それは、「心のバランス」を崩している人が非常に多くなったということです。

なぜ心のバランスを崩してしまう人が増えたのか、その理由はいろいろ考えられます。1つは社会がグローバル化したことにより競争が激化し、生き残りをかける企業は社員に多様性と成果を求めるようになったこと。このことで、社会全体が抱えるストレスは以前とは比べものにならないほど増大しました。

そういった状況の中、職場でパワハラを受けたと感じる人の割合が増えていて、勤労意欲やパフォーマンスの低下、メンタルヘルス問題も深刻化しています。

ほかにも、新型コロナウイルス感染症の蔓延により突然に始まったテレワークと、それに代表されるニューノーマルな働き方への対応、加速するデジタル化……、まさにあらゆる環境が目まぐるしく変化し、ますます予測困難な「ＶＵＣＡ（ブーカ）時代」を迎えました。これでは、働く人が心のバランスを崩してしまうのは当然です。

経済は成長時代から低成長時代に変わり、社会が成熟するとともに「心のサバイバル時代」を迎えたのです。

私たちが体のバランスを崩しかけたとき、人の体はホメオスタシス（恒常性）が機能し、バランスを取りもどそうとします。たとえば炎天下で作業をして体が熱くなれば、汗をかいて体温を下げます。このように、自律神経や内分泌、免疫力で崩れかけたバランスを修復し、体を一定の状態に保とうとするホメオスタシスという生理学的な機能を私たちは持っています。

しかし、高ストレス状態が長く続くと、ホメオスタシスのバランスが崩れ、体に不調が現れます。体のバランスを崩せば、体と不即不離の関係にある心にも影響が出ます。

心のサバイバル時代を生きるには、従来のホメオスタシスではスペックが合わなくなってきています。このスペックを上げるには、ホメオスタシスが心にも作用するように「心の多様性」を身につけることが不可欠です。心の多様性とは、バランスの取れた思考、ＥＱ（心の知能指数）を高めること、行動のバリエーションを増やすことです。

バランスの取れた思考をし、EQを高め、行動のバリエーションを増やしていくには、まず自分自身を知ることがポイントです。自分自身を知らずして、自分を変えていくことはできないからです。

ネット社会においてSNSなどを自在に使いこなすには、ネットやSNSの仕組みに精通している必要があります。ネットやSNSの仕組みに精通し、適切に判断、活用できることをネットリテラシーといいます。ほかに、金融に精通していることを金融リテラシー、健康に精通していることをヘルスリテラシーといいます。

これと同様に、自分自身を変えていくには、まず自分自身に精通していること、いわば「セルフリテラシー」を高める必要があります。

セルフリテラシーを高めるには、まず自己理解を深め、その後に自分の特性を活かしていくことが重要です。

自己理解を深めるには自己分析をし、現在の自分を適正に評価（アセスメント）することが欠かせません。そのためには、自己主導のキャリア形成が必要です。

自己理解を深め、プラス面もマイナス面も含めて自分の特性がわかったならば、自分の理想像に向かって行動を変え、自分の強みはさらに伸ばして成果をあげていく。これがセルフリテラシーを高める一連の流れです。

ここで誤解してはいけないことは、自己分析がセルフリテラシーを高める目的ではないということです。自己分析はあくまで手段であり、「自分自身を活かせる心の多様性」を獲得することが、セルフリテラシーを高める目的です。

心の多様性を獲得すると、それが「心のホメオスタシス」になり、自然と思考・感情・行動が環境に適したものに変わっていきます。

そのとき、環境の変化に対する適応力はアップグレードし、心のサバイバル時代をしなやかに生きていくことが可能になります。

しかし、人は未体験の環境に直面すると、変化することに尻込みをしがちです。なぜなら未経験の環境であるがゆえに、変化後の自分がどうなるのか想像できないからです。そして、変化を恐れ自ら心に殻を作って自分を守ろうとするのです。

その殻は、会社やその他の誰かが破ってくれることもあります。ところが、「外の力」で殻が破られたとき、その後の主導権は殻を破った側に握られます。生卵を割って、目玉焼きにするのかオムレツにするのか、どう調理するかは卵を割った人が決めるのと同じです。

生き方を会社に委ねるのも1つの考えです。しかし、もっと自分らしく、長い人生を悔いなく生きるためには、自分が作った殻は内側から自分の力で破り、主導権を自分の手でしっかり握る必要があります。

殻を自力で破るか、外から誰かに破ってもらうか。どちらを選ぶかで、今後の生き方に大きな違いが生まれるのです。自分の人生を悔いのないものにしたいのなら、自分の殻は自力で内側から破ることは必須です。

本書で紹介した各チャプターにおける7つずつ49項目にわたるメソッドは、これまでカウンセラーとして、またモチベーターとして、カウンセリングやセミナーで15万人以上の人に接してきた私が、実際に「自己成長できた」「大きな壁を乗り越えることができた」「自分らしい生き方に気づいた」などというフィードバックをいただいた有効な手法を厳選したものです。

このメソッドを実行すれば、多様性が身に付き、それが心のホメオスタシスとなって、いたずらに迷い悩むことはなくなり、「理想の人生の歩み」を手に入れることができると思います。

各チャプターを順番に読んでいただく必要はありません。関心のあるチャプターから順に読んでいただいて結構です。

私自身、これまで何冊もの書籍を上梓してきましたが、それまでは起承転結を意識して執筆してきました。しかし本書では、極力前置きを排する本づくりにチャレンジしました。私にとっての本書の執筆は、殻を破って新しい世界に踏み込む試みでした。

現状維持ではあっという間に変化の波に押し流されてしまいます。一緒に殻を突き破り、新しい世界に飛び出していきましょう。

本書が、あなたが自分の殻を破り、納得のいく人生を歩むスタートを切る契機となれば、著者としてこれに優る喜びはありません。

2021年8月吉日

和田　隆

自分の殻は中から破れ！

目次

Chapter 1 自己肯定感

Chapter 2

セルフケア

Chapter 3

自己認識

Chapter 4

セルフコントロール

Chapter 5 自己効力感

Chapter 6

セルフキャリア

Chapter 7

セルフマネジメント

Chapter 1

自己肯定感

自己肯定感とは、自分の存在を肯定的に評価し、ありのままの自分を受け入れていることです。自己肯定感は、自分自身の心理的基盤を形成するうえでとても大事な要素であり、自分の殻を自分で破るために必要な条件でもあります。

このChapter1では、自己肯定感を高める7つのメソッドを紹介します。

01 自己肯定感メソッド

自分の本当の強みを知る

あなたは自分の強みを知っていますか?

○○という資格を持っている、△△検定に合格した、子どもの頃からずっと○○を続けている……たしかに、それも強みです。

でも、もしかしたら、あなたの本当の強みは別のところにあるかもしれません。

強みの認識には、2つの側面があります。

1つは「自己視点」での強みです。

「資格を取るために、土日にセミナーに通い続けた」「検定試験に合格するために、毎日2時間の勉強を欠かさなかった」などなど、その強みを獲得するまでに、自分がどれほど努力したかを知っています。

だからこそ、「認めてほしい」「評価されてもいいはずだ」という思いが高まります。

しかし、これらはあくまでも自分目線の「主観的な評価」です。

強みの認識には、もう1つ「他者視点」の強みがあります。

これはあなたの周囲の人が、あなたに対して感じている長所や美点などです。他者視点の強みは、自分の思い込みや希望を含まない、「客観的な評価」です。

強みは持っているだけではダメで、それが世の中で発揮されて成果に結びついてこそ、強みとしての意味を持ちます。

したがって、自己視点で認識している強みよりも、他者視点で認識される強みのほうが、はるかに強力な武器になります。

では、他者視点での強みは、どうしたら知ることができるのか、です。

私は、信頼できる周囲の人に、積極的に聞いてみることをすすめます。

家族、友人、同僚、上司、恩師……だれでもいい。あなたのことを大事に思ってくれている人に率直に聞いてみるのです。

「私は、自分の強みが何かを知りたいと思っています。あなたから見て、私の強みは何だと思いますか」と。

すると、思いもよらないことを言われることがあります。「えっ？　そんなことが私の強み？」と思うようなことです。

以前私は、Aさんという素敵な笑顔の持ち主からAさん自身の強みについて尋ねられたことがありました。Aさんの笑顔が印象的だったので、私は「笑顔が最高に素晴らしいです」とフィードバックしました。

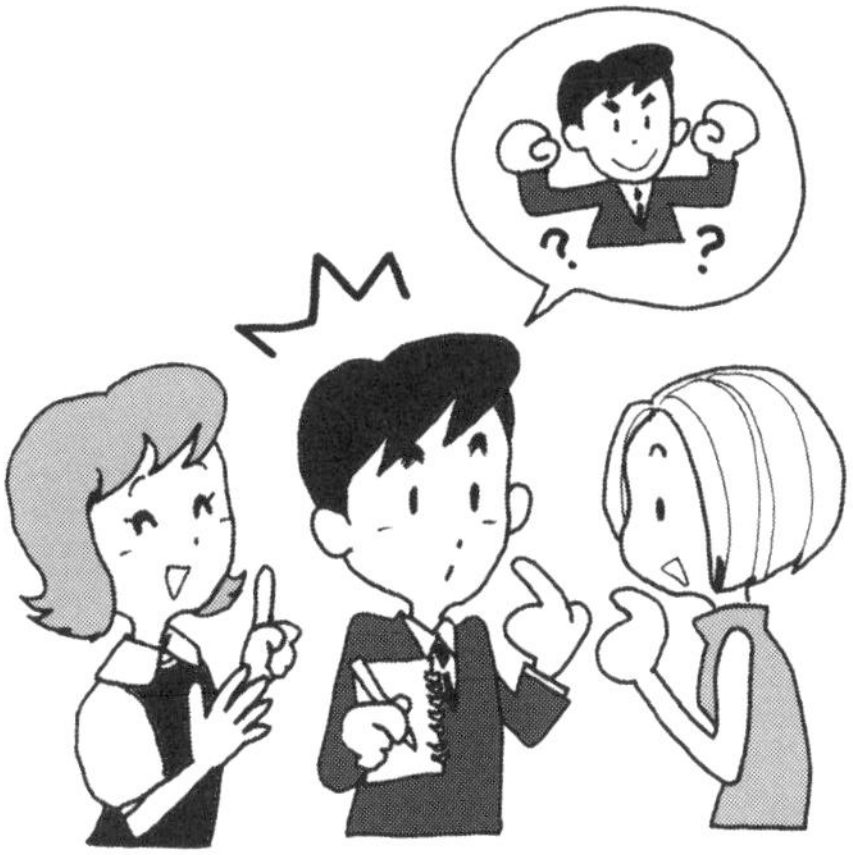

ところが、Aさんは自分の笑顔のすばらしさに気づいていません。

「えっ？　その程度のことしかないんですか？」――最初はそんな反応でした。笑顔なんて強みにならないと思っているのです。

でも、そんなことはないのです。自分では意識せずに、素敵な笑顔が自然に出せる。それは、誰にでもできることではありません。

笑顔は自分で見ることができないので、気がついていないだけです。むしろ周囲の人のほうが、その人の持っている強みや魅力を知っていることは、よくあるのです。

はじめは半信半疑だったAさんも、次第に「自分は笑顔が強みだ」ということを受け入れ、「ここぞ」というときに笑顔を発揮するようになりました。

笑顔を向けられてイヤになる人はいません。Aさんは、関わる人たちに好感を持って受け入れられるようになり、今では自信を持って仕事に取り組んでいます。

自分の本当の強みを知っているのは他者です。

表情、態度、性格、行動、能力、人脈など、あなたが気づいていない強みを周囲の人に教えてもらいましょう。

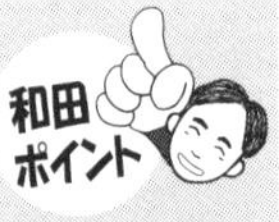

人に聞くことで自分の本当の強みを知り、その強みを活かして結果を出す

02

自己肯定感メソッド

過去を変える

人の悩みは、だいたい「過去」か「他人」に起因しています。

「あのとき、ああしていればよかった」「あんなことさえなかったら」……これらは過去に起因する悩みです。

「あの人が邪魔をするからうまくいかない」「どうしてあの人は私のことをわかってくれないのか」……これらは他人に起因する悩みです。

この種の悩みを解消したいと思っても、世の中ではこう言われます。

「過去と他人は変えられない」

つまり、過去と他人に引きずられているかぎり、悩みはいつまでたっても解消しないということです。

では、過去に関する悩みはどうすることもできないのかといえば、そうではない。

私は、

「過去は変えられる」

と考えています。

過去には、「変えられない過去」と「変えられる過去」があります。

「変えられない過去」とは、過去の「事実」です。

起きてしまったことは、起きてしまったこと。時計の針を逆に戻すことはできません。事実は受け入れるしかないのです。


でも、このことは知っておいてください。

過去はけっして現在に近づくことはなく、永遠に遠ざかっていくものです。

いつまでも過去の事実にとらわれるよりも、現在の事実を見ることのほうが大事です。


では、「変えられる過去」とは何か。

それは、過去の出来事に対する「解釈」です。

「失敗した」とか「評価を落とした」と思われるような出来事を振り返ってみましょう。

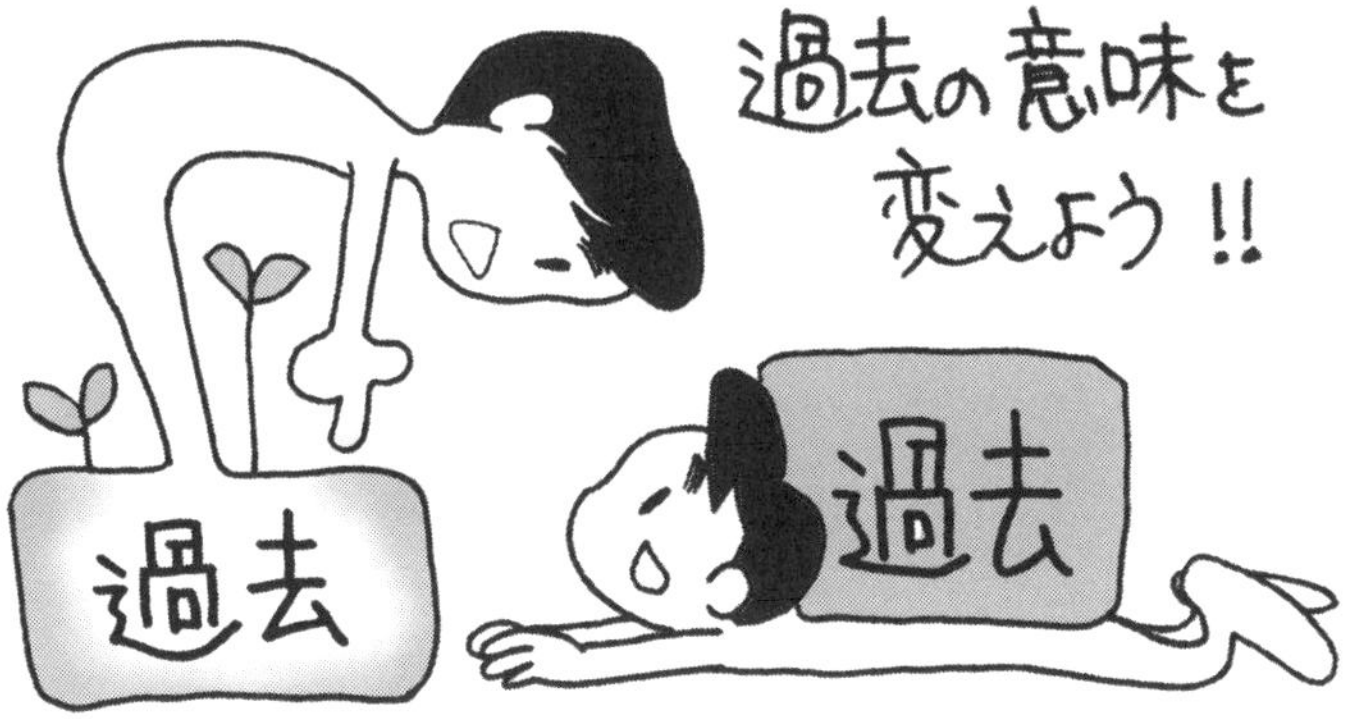

「だから自分はダメなんだ」「自分には能力がないんだ」――そんなふうに思うかもしれません。

しかし、過去はあなたを責めません。責めているのは自分です。

過去を思い出して、今のあなたが心の中でおこなっている「解釈」に問題があるのです。

過去の事実は変えられない。しかし、「解釈」「意味づけ」は変えることができます。

失敗があっても、評価を落とすような出来事があっても、あなたは今日まで歩んできました。

「あの出来事があったから、今の自分があるんだ」

「あの失敗が自分に気づきを与え、自分を成長させてくれた」

そんなふうにとらえれば、過去の意味が変わります。

自分の足を引っ張るだけだった過去は、じつは成長の出発点、自分を後押ししてくれる力になっているのです。

自己肯定感は過去の解釈によって形成されます。過去の出来事に意味を見出して、自己肯定感を高めましょう。

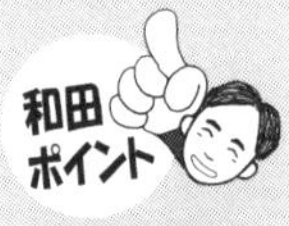

過去の事実は変わらない
過去の意味を変えて、今の自分を変える

03

自己肯定感メソッド

自分に共感する

ＳＮＳに投稿して「いいね！」がつくと、うれしく感じます。「いいね！」がどんどん積み重なってその数が増えていくと、ますます心が躍ります。

一方、「いいね！」がなかなかつかない、数が増えていかないと、不安になったり、落ち込んだりすることがあります。

人はそれほど、「他者から認められたい」「他者に共感してほしい」と思っているものです。

ところが、自分が思うようには、他者は自分に共感してくれません。

当然です。

他者は四六時中あなたのことを気にかけてくれるわけではありません。あなたがどんな思いでこの時間を過ごしているか、何かを成し遂げるためにどんな努力を重ねてきたか、ほとんど知らないのです。

だから、共感してほしいときに共感してくれなかったり、共感してくれたとしても、ポイントがズレていたりします。

他者に共感を求めても、じつは満たされることはありません。

では、どうすればいいでしょうか。

答えは簡単！

自分で共感してしまえばいいのです。

自分は24時間自分とつきあっています。だれよりもあなたのことを知っているのが、あなたです。

自分がどんな気持ちでこれに取り組んできたのか、これを達成するためにどれだけがんばってきたのか、よくわかっているはずです。

それらを振り返って、自分で自分を認めましょう。

「最後まであきらめずに頑張ったな」「自分の意見をしっかり伝えられたね」と。

オリンピック出場を目指していたアスリートが、選考会で敗れて出場を果たせなかったとします。

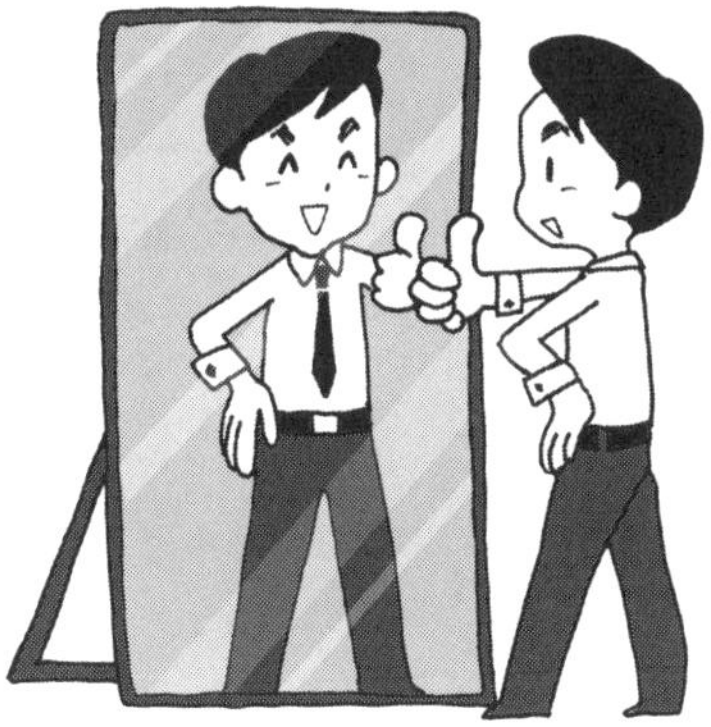

自分に「いいね♡」しよう!!

見ていた他人は、こう思うかもしれません。

「ダメだったな」「結果を出せなかったな」

これに対して、アスリート本人も「ダメだった……」「結果を出せなかった……」といって落ち込んでしまえば、本人も不幸ですし、まわりの人も沈痛な気持ちになります。

ところが、すがすがしい表情でこう語るアスリートもいます。

「やれることはすべてやってきたので悔いはありません」

「敗れはしたけれども、今の自分としては最高のパフォーマンスを発揮できました」

他者には目に見える結果しか見えません。でも、自分は自分が歩んできたプロセスを知っています。この間の努力や工夫、チャレンジしたこと、乗り越えたこと……喜びも涙もすべて全身で感じてきました。

そのことを自分で認めましょう。即時的に深い共感が得られます。

自分で自分に共感できるようになれば、もはや他者からの共感を求める必要はなくなります。

だれよりもあなたのことを知っているあなた自身が、あなたのことを認めてくれているのですから。

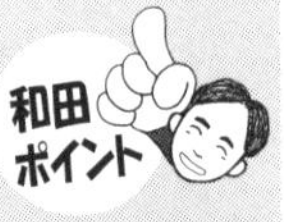

他者からの共感に依存してはいけない
自分に共感して自分の心を満たす

04

自己肯定感メソッド

75%のポジティブ感情を持つ

感情には、ポジティブな感情とネガティブな感情があります。

ポジティブな感情とは、喜び、愛情、感謝などです。

ポジティブな感情に満たされると、体内では心のバランスを整えてくれるホルモンが分泌され、心身の安定につながることがわかっています。

また合理的に考えたり、創造力を発揮するなど、思考の幅を広げることにもつながります。

ネガティブな感情とは、不安や怒り、恐怖などです。

ネガティブな感情が長く続くと、体内ではストレスホルモンが過剰に分泌され、心身に負荷がかかります。

そのため、思考力が低下し、合理的な判断ができなくなったり、パフォーマンスが落ちたりします。

ここまでを聞くと、「やっぱりネガティブな感情はマイナスに働くんだな。だからネガティブな感情はゼロにして、ポジティブな感情だけを感じるほうがいいんだな」と思いがちです。

でも、そうではないのです。

アメリカの心理学者バーバラ・フレドリクソン氏は、ネガティブ感情1に対して、ポジティブ感情が3以上の割合であることが、肯定的な心の状態を維持できるとし、「3対1の法則」を紹介しています。

たしかに、100%ポジティブになってしまうと、もはやそれが「ポジティブである」とも感じられなくなります。

ネガティブがあるからこそ、ポジティブを感じることができる。私たちは、ネガティブ感情をすべて排除してしまう必要はないのです。

とはいえ、ネガティブな感情が多くを占めている状態は、好ましくありません。「3対1の法則」にしたがって、やはり75%くらいまではポジティブな感情でいたい

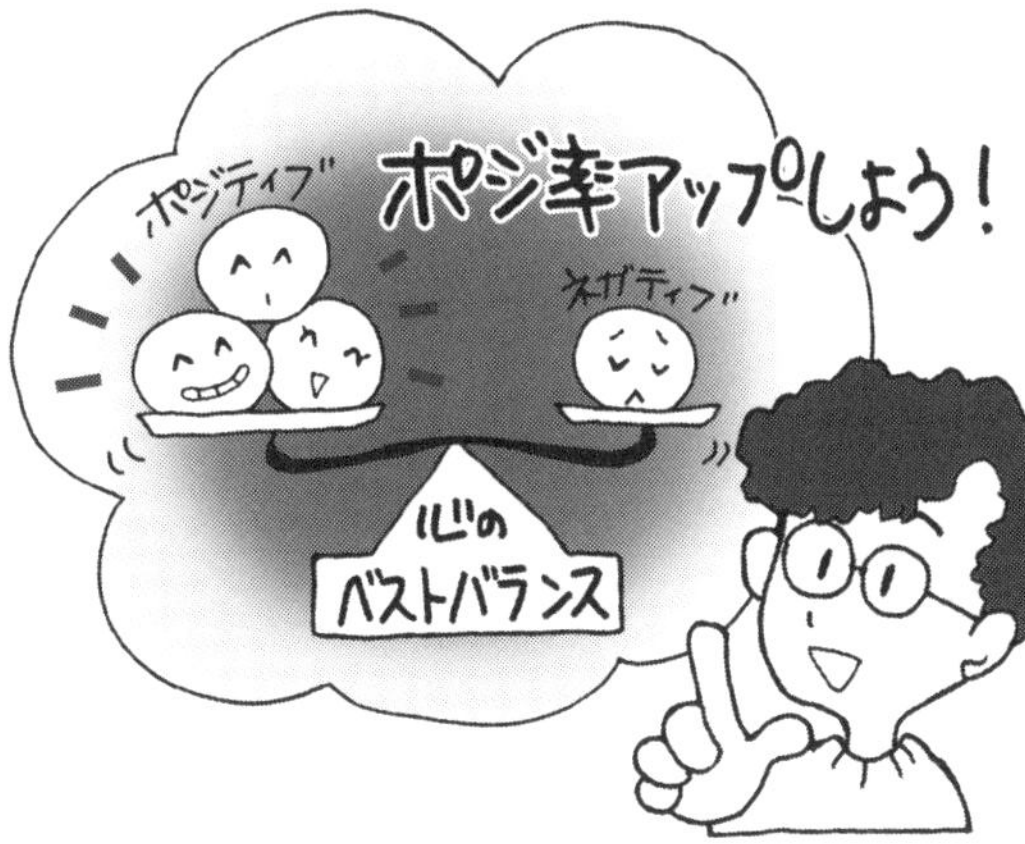

ものです。

そこで、ポジティブな感情を増やす3つの方法をご紹介しましょう。

1つは、「ポジティブな言葉」を口に出して表現することです。

「楽しい!」「うれしい!」「おいしい!」「最高だ!」「ありがとう!」などなど……。

言葉をポジティブにすると、ポジティブな感情があとからついてきます。ポジティブな言葉を増やすだけで、ポジティブな感情を増やすことができるのです。

2つめは、ポジティブな体験を「人に話す」ことです。

体験を人に話すことで、その内容が記憶として保存されやすくなります。ポジティブな体験を人に語れば、そのポジティブな自分を再認識することになるのです。このとき、笑顔で表情豊かに、ジェスチャーなども交えて語れば、さらに効果が高まります。

3つめは、「よい気分」を維持することです。

よい気分のときは、出来事をポジティブに感じやすく、ポジティブな感情が出やすいことがわかっています。

逆に、機嫌が悪いときは、物事をネガティブにとらえやすく、ネガティブな感情が出やすいのです。これを「気分一致効果」といいます。

ですから、よい気分でいられる環境を整えたり、よい気分になれる場所に出かけるなど、日ごろから自分をよい気分にしてくれる方法を見つけておくことが大事です。

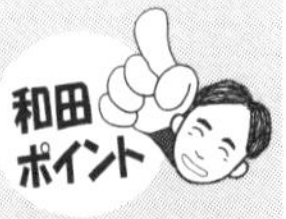

ポジティブ感情を増やして自分を肯定的にとらえる心を形成する

05

自己肯定感メソッド

心のボディーガードを活用する

不安・恐怖・怒り・嫌悪など、ネガティブな感情は「悪いもの」でしょうか。

じつは、自然界で生き残るためには、ネガティブ感情は必要不可欠です。野生動物は、ちょっとしたことで恐怖や不安を感じるからこそ、身の危険をいち早く察知して対処できるのです。

人類も自分たちの生存確率を高めるために、ネガティブ感情を役立ててきました。ところが、現代社会においては、野生で生きてきた時代ほどの危険はありません。自分の身を守る、いわば「心のボディーガード」の役割を果たしてくれるネガティブ感情ですが、これまで通りの使い方では現状に合わなくなってきています。

ネガティブ感情を自然（本能）に任せておくと、どのように作用するでしょうか。

ネガティブな感情は、本能にしたがうとネガティブな行動に結びつきます。

たとえば、あなたが大事なプロジェクトでのプレゼンテーションを打診されたとします。やったことがないので不安を感じます。「もし失敗したら……」と心配になります。

不安や心配に対して本能で対処すると、「私には無理です」と断ったり、心配のあまり会社を休むなど、現状維持や問題の回避という行動をとってしまいます。

もちろん、本当の危険なら回避することが必要ですが、それがチャレンジの回避や自らの成長機会の喪失になっているとしたら、もったいない話です。

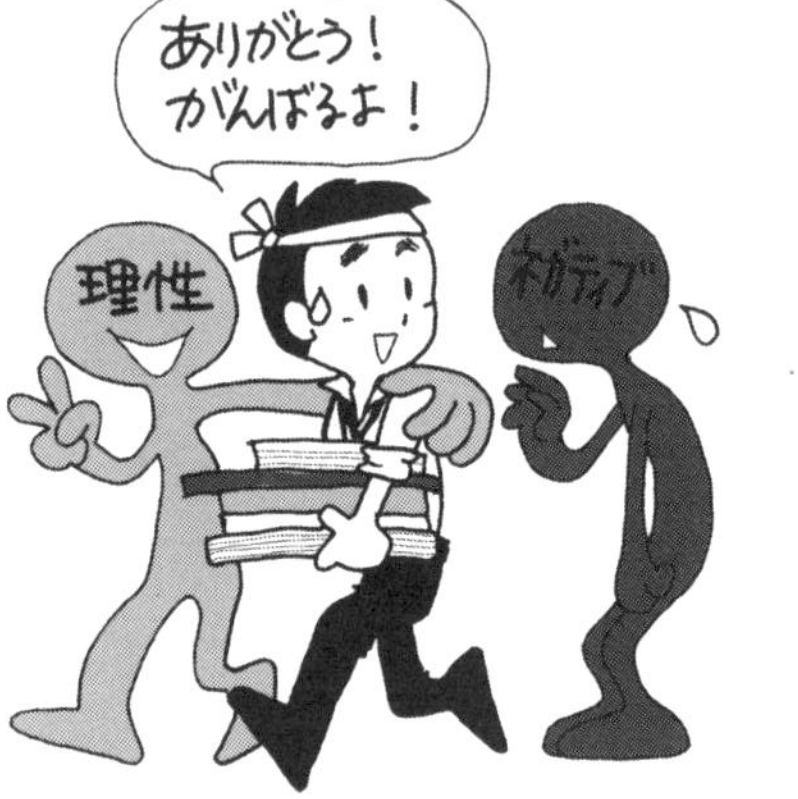

では、ネガティブ感情をうまく使うためには、どうするのがよいのでしょうか。

ネガティブ感情が起きてきたとき、本能に任せるのではなくて、そこに理性を介在させるのです。

たとえば、大事なプレゼンテーションに不安を感じる場合、そこに理性を働かせることで「入念に準備する」というポジティブな行動に結びつけることができます。

何も行動しないと、不安は増幅します。逆に、行動を起こしているときは、不安は起きにくくなります。

試験や試合など、大事なイベントが控えていると、人は誰でも不安を感じます。これは、生き物としての人間が持っている正常な反応です。

野生時代の人類は、それを危険回避に活用していました。

現代の私たちは、それをポジティブな行動へのきっかけにすればよいのです。

ネガティブ感情は、けっしてあなたの足を引っ張る厄介者ではありません。

あなたを守ると同時に、ポジティブな行動への変容を促してくれる、頼りになる味方なのです。

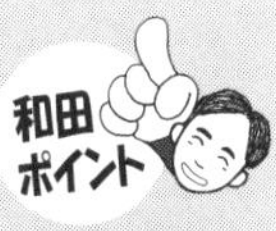

感情と行動の間に理性を介在させれば、望ましい行動を起こすことができる

06

自己肯定感メソッド

今あるものに感謝する

あなたは「今の自分は満たされている」と思いますか。
それとも「今の自分は満たされていない」と思いますか。

「自分は満たされていない」という気持ちを抱く人は、自己肯定感が低い傾向があります。

逆に、「満たされている」と思う人は自己肯定感が高く、感謝の気持ちにあふれています。感謝には、自分の心を肯定的な状態に保つ力があります。自己肯定感をアップするためには、「感謝」が大切な要素です。

「満たされていない」と思う人の特徴は、「今あるもの」への視点に欠け、「ないもの」ばかりに注意が向いていることです。

ためしに、次の点について、確認してみてください。


呼吸する空気がありますか。

飲める水がありますか。

毎日、眠る場所（布団やベッド）はありますか。

毎日、食べるものはありますか。

雨露をしのげる場所に住んでいますか。


これらがなければ、人は生きていけないか、生きているとしても極めて厳しい生存環境のもとにいる状態です。

悲しいことに、世界人口の何割かの人々は、このような過酷な状況下で生きることを余儀なくされています。

一方、多くの日本人は、これらの条件を心配せずにいられるのではないでしょうか。私たちは、生きるという根本要件のところでは「満たされている」はずです。


では、次の点はどうでしょう。

家族がいる。
自分を必要としてくれる人がいる。
収入を得られる仕事がある。
職場や地域社会など所属している集団があり、その中で自分の役割がある。

人は基本的な生存欲求や生理的欲求が満たされれば、それだけで満足できる存在ではありません。やはり、家族や恋人、親友などとの心のつながりがあり、精神的な欲求が満たされる必要があります。また、この社会で生きていくためには、仕事を持ちある程度の収入は必要です（経済的欲求）。さらに、社会の一員として認められ、役割を果たしているという実感も必要です（社会的欲求）。

これらについては、一部満たされていない要件があるかもしれません。しかし、一つひとつの要素をよく見ていけば、おおむね満たされているという人が多いのではないでしょうか。

このように、これまで「当たり前」と思って注目していなかったことにも、一つひとつ目を向け、自分が「満たされている」部分を確認していきましょう。

それが「感謝」の気持ちをはぐくむ第一歩です。

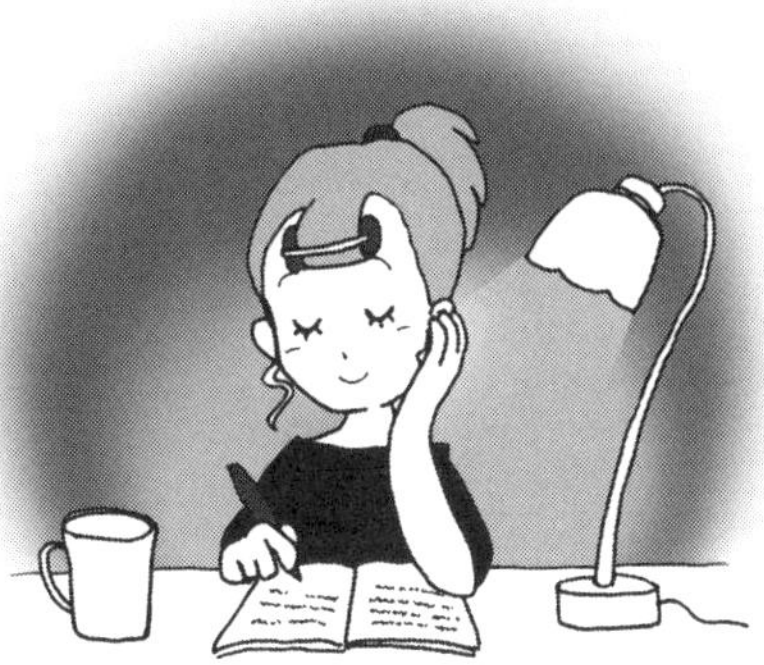

感謝を書きだす習慣を

次に、「人にお世話になったこと」を振り返ります。

だれでも自分一人の力で、今の自分を築き上げたのではないはずです。自分を生んでくれた両親、導いてくれた恩師、相談に乗り励ましてくれた友人……などなど、だれかの助けを借りたり、人の協力やサポートがあってこそ、今の自分があります。

普段はそのことを忘れています。それを思い出しましょう。

ただ振り返っただけでは、一時的なものに終わり、再び忘却の彼方に消え去ってしまいます。

これらの振り返りと感謝を習慣化する必要があります。

方法の1つが、「時間を決めること」です。

たとえば、毎日寝る前の時間は「振り返りと感謝」に充（あ）てると決めます。

そして、今日一日の出来事を振り返り、お世話になったことや、感謝したい出来事を紙に書きとめていきます。

心の中で感謝するだけでなく、具体的な言葉を書き出すこと。手を動かし、書いた言葉を目にすることで、感謝の気持ちが自分の心に再確認されます。

書いた内容を「人に話す」ことも効果的です。話すことで、感謝する人や出来事を頭の中で再構成することになり、イメージ記憶としてさらに定着しやすくなります。

このような習慣を身につけると、日ごろから感謝できることを無意識に探すようになります。すると、これまでスルーしてきたことの中にも、「感謝したい小さなこと」がたくさん含まれていることに気づきます。

こうして、毎日が感謝の連続になります。感謝が感謝を生む好循環の日々に入るのです。

【感謝の気持ちを高める5つのポイント】

1 「すでに満たされているもの」に気づく
2 毎日「感謝する時間」を設けて習慣化する
3 感謝したいことを紙に書き出す
4 書き出したことを人に話す
5 日々「感謝したい小さなこと」を見つける

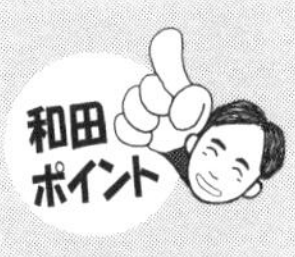

今あるものを意識して、感謝の心で自分の心を満たす

07

自己肯定感メソッド

キーパーソンを大切にする

あなたにとって、いちばん大切な人は誰ですか?

家族、子ども、配偶者、恋人……。

自分の一番大切な人を思い浮かべてください。

それがあなたにとっての「キーパーソン」です。

キーパーソンを大切にすること――それがあなたの精神的な健康を向上させ、自己肯定感を高めます。


かつて、昭和の時代は、プライベートな時間や家族との生活を犠牲にして、会社のために働くことが美徳とされていました。

たしかに、それによって日本は経済成長を遂げ、モノの豊かさは実現したかもしれません。しかし、「成長」から「成熟」の時代に移行し、馬車馬のように働いてもその恩恵を得られない。むしろ、働く人の心にダメージを与え、家族関係や人間関係に与える悪影響が問題視されるようになっています。

日本のプロ野球に〝助っ人〟として来日した外国人選手が、家族との関係を重視してチームを去って帰国するということが時々ありますが、昔の日本社会の価値観ではなかなか理解されない面がありました。しかし最近では多くの人が理解を示し、本国で家族とともに幸せな時間を過ごしてほしいと願うようになっています。

私たちも、「大切な人」を犠牲にするような生き方は、もうしなくてもよいのです。

ところで、コロナ禍によってテレワークが進んだことで、家族と一緒に過ごす時間が増えたという方が多くなりました。

これによる影響が、二通りあります。

1つは、仕事と私生活が充実してきたというポジティブな声です。

通勤に伴うストレスがなくなり、時間にもゆとりができて、家族との絆を深めたり、趣味や自己啓発に存分に取り組めるなど、ワークライフバランスが改善したケースです。

一方で、家族関係に不和が生じたという声もあります。

家族同士がずっと同じ空間にいることで、これまで隠れていた家族内の潜在的な問題が表面化するのです。

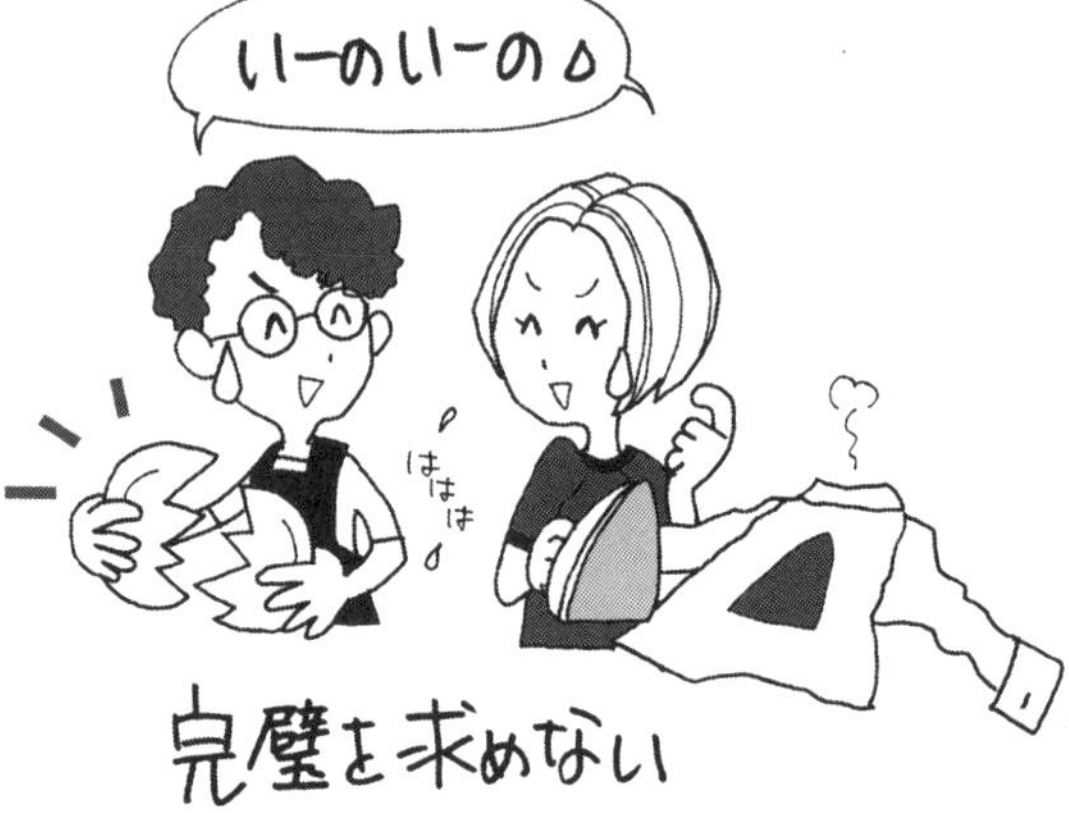

家族との関係を良好に保つコツは、次の３つの「求めない」です。

1　役割を求めない

「夫はこうあるべき」「〇〇は妻の仕事」というふうに型にはめていくと、家族関係は窮屈になります。求められる役割は、本来の自分と完全に一致することはないので、家庭の中でつねに役割を演じ続けなければなりません。やがて精神的な疲労が蓄積し、家庭不和の要因になります。

2　完璧を求めない

完璧にできる人間はいません。自分も完璧な存在ではないのですから、相手にも完璧を求めないことです。家族であっても別の人格です。それぞれのやり方、それぞれのペースを尊重する。相手の不完全さも、自分の不完全さも受け入れて、いい意味で適当になりましょう。

3　正しさを求めない

家の中で正しさを求められると息が詰まります。学校や職場、外の世界では正しさを求められ、みんな精一杯それに対処しています。家の中まで外の世界と同種のストレスにさらされると、家族が壊れる原因になります。正しいことを捨てると、お互いの感情を共有できるようになり、みんなが安心して心を開ける場になります。

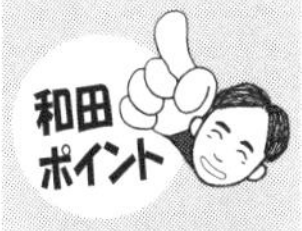

相手に何かを求めなければ、ありのままを認め合える

Chapter 2

セルフケア

セルフケアとは、ストレスの存在に自分で気づき、自分で対処することです。

「自分を知ること」と「自分を大切にすること」が、セルフケアの基本です。セルフケアを実践することで、自分の殻を自分で破るための準備を整えましょう。

このChapter2では、自分で自分をケアする7つのメソッドを紹介します。

08

セルフケアメソッド

悩みを棚上げする

悩みがいつも頭から離れない――そんなことがありませんか？

たとえば、職場の人間関係の悩み。

「どうしてあの人は、私に対して不機嫌な態度を取るのだろう」

「私が何か悪いことをしたのかな」

「私のことが嫌いなのかな」

いったん悩みにとらわれてしまうと、ぐるぐると悩みのループに陥ってしまい、

「また今日も顔を合わせないといけない。イヤだな……」

「会社に行きたくないな……」

と、悩みから抜け出せなくなるばかりか、行動まで委縮してしまいます。

じつは、そんな悩みからあなたを開放する取って置きの解決法があります。
それは、「悩みを棚上げする」ことです。

脳には、1つのことにしか集中できないという特徴があります。そのため、脳が「悩み」に集中すると、それ以外のことに手をつけられなくなります。
「悩みを棚上げする」とは、この脳の特徴を逆手に取って「ストレスの置き換え」をやってみることです。

ストレスはないほうがいいものと思いがちですが、必ずしもそうではありません。適度なストレスは集中力を高め、パフォーマンスを発揮するのに役立ちます。「悪いストレス」の代わりに、「よいストレス」をかけてみる――これが「ストレスの置き換え」です。

よいストレスの代表は、「運動すること」です。

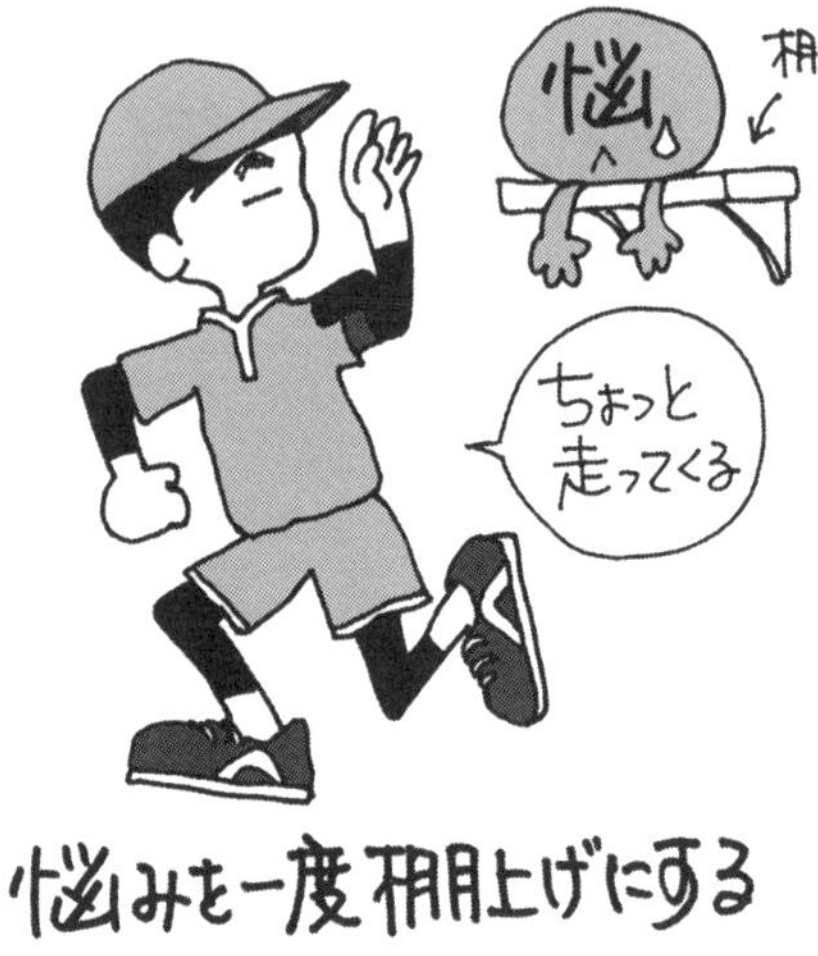
棚
悩
ちょっと走ってくる
悩みを一度棚上げにする

悪いストレスをよいストレスに置き換える

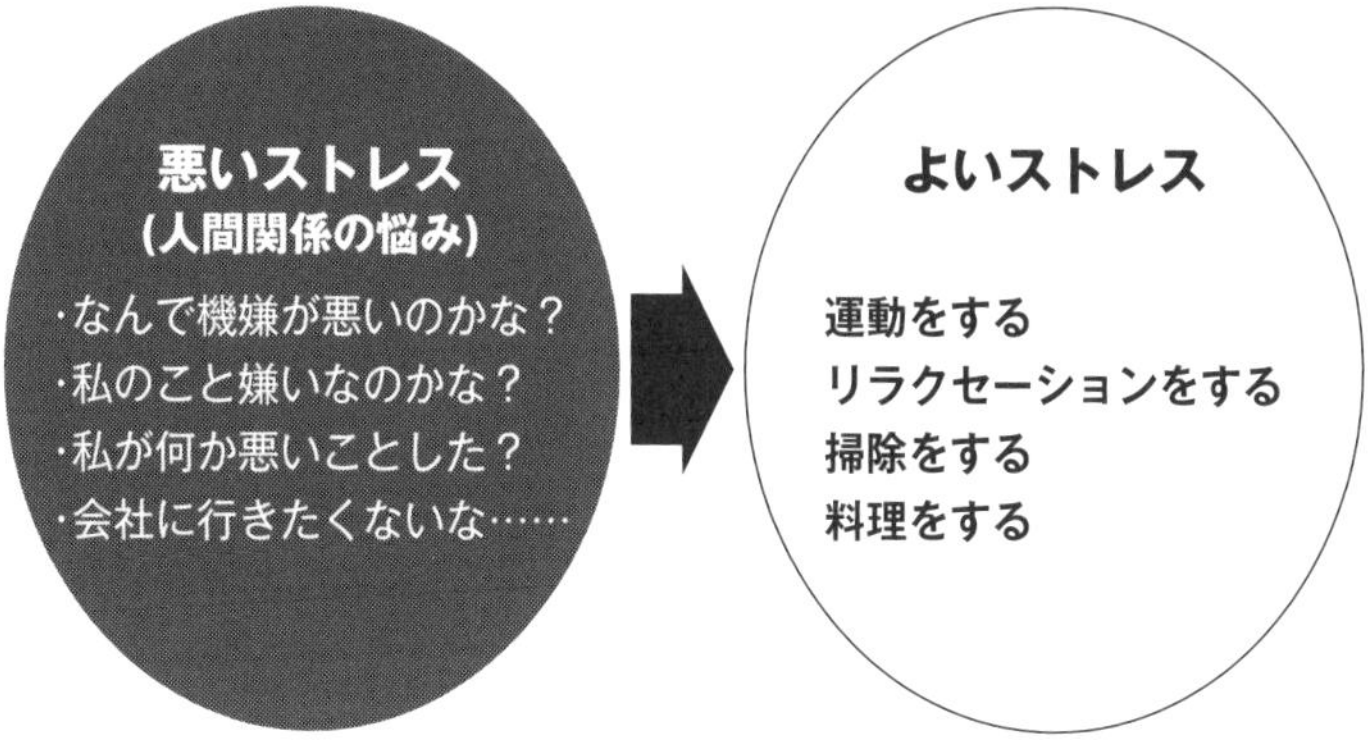
悪いストレス
(人間関係の悩み)
・なんで機嫌が悪いのかな？
・私のこと嫌いなのかな？
・私が何か悪いことした？
・会社に行きたくないな……
よいストレス
運動をする
リラクセーションをする
掃除をする
料理をする

ちょっと想像してみてください。たとえば、運動しながら悩むことはできますか？　脳は運動することに集中するので、運動している間は何かについて考えたり、悩んだりできなくなるのです。

運動のほかにも、リラクセーション、勉強、掃除、料理などに集中するのもよい方法です。

要は、からだを使って何かに集中してみる。なかでも運動は、ドーパミンやセロトニンなどのホルモンの分泌をうながし、気分を安定させたり、意欲を高めたり、心をよい状態にします。

こうして「悪いストレス」を「よいストレス」に置き換えることで、悩みをいったん棚上げすることができます。

しかし、「ストレスの置き換えで一時的に悩みを棚上げしても、元の悩みは何も解決されないじゃないか」、そう反論したくなるかもしれません。

確かに元の悩みが解決されるわけではありませんが、大事なことは、悩みを一時的にストップすることなのです。

なぜなら、ずっと考え続ける、ずっと悩み続けることは、悩みや考え事をどんどん膨らませることになりかねないからです。

悩むことを一時的に止め、今抱えているストレスから距離をおいてみる。

悩みのループに陥っているなと感じたら、からだを動かしたり、手を動かしたりして、自分によいストレスをかけてみましょう。悩みがいったん棚上げされて、感情が抑えられ、きっと違った角度からの解決策が見えてくると思います。

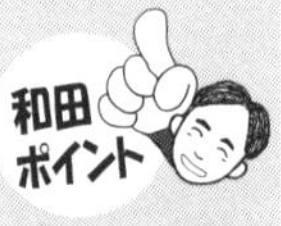

すぐに解決できないストレスは、ひとまず他のストレスに置き換える

09

セルフケアメソッド

ストレスをプラスに変換する

ことわざや故事成語には、古くから人間が遭遇してきたさまざまな出来事に対する知恵が凝縮されています。

「人間万事塞翁が馬」
「陰極まれば陽となる」
「窮すれば通ず」

いずれも困難やマイナスの出来事に出合っても、それが即不幸な出来事とは限らない。結果的にそれがプラスに転じたり、乗り越えることで新たな世界が開けたりすることがある、という教えです。

困難な出来事に直面しても、そこにプラスの面（意味や価値）を見出すことを、心理学の用語で「ベネフィット・ファインディング」といいます。

起きた出来事は出来事であって、それ自体にはプラスもマイナスもありません。プラスになるか、マイナスになるかは、あなたがその出来事をどうとらえるかにかかっています。


たとえば、クライアントからの要望が多すぎて、プロジェクトがうまく進まずに悩んでいるとします。

それに対して「厄介なことばかり要求するクライアントだな」とマイナスにとらえると、あなたにとってこのプロジェクトは不快なストレスになります。


一方、「こちらがどこまで対応できるか、試されているんだな」とか、「もしかしたら確認のタイミングが遅いのかもしれないな」というふうにとらえれば、「やれるところまでがんばってみよう」「仕事の流れを見直して改善を図ろう」と前向きで建設的な行動に結びついていきます。

すると、結果的にこのプロジェクトは、あなたの仕事の遂行力や、変化に対する適応力を高めるプラスの出来事になります。

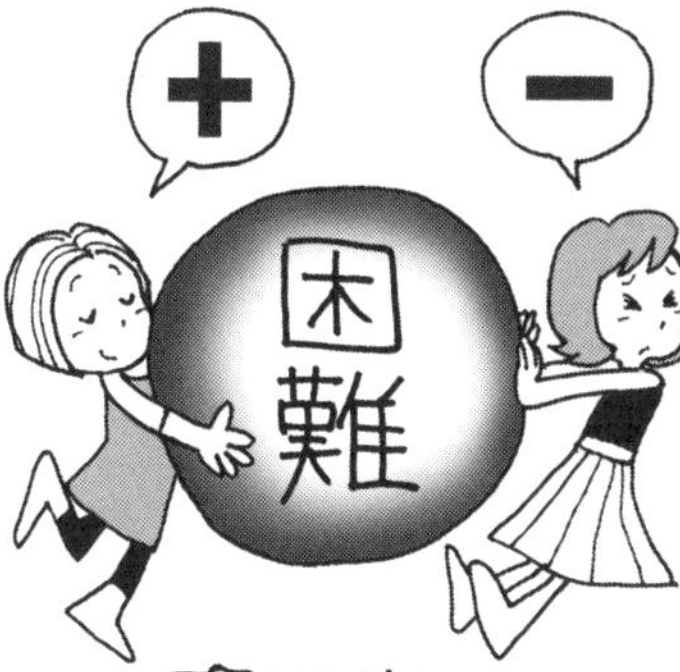

プラスマイナスは あなたのとらえ方次第

病気になっても、その不運や苦しさを嘆くのではなく、「健康の大切さに気づかせてもらった。病気に感謝している」という人がいます。

コロナ禍で働き方や役割の変化を強いられ、「何のために働くのかを根本的に考えるようになった。これからは自分の本当にやりたいこと、なすべきことのために時間を使おう」と、リストラを人生の再出発のきっかけにする人もいます。

これまであなたが歩んできた人生を振り返ってみてください。

何度も困難があったはずです。

目の前が真っ暗になって、前に進む勇気を失ったかもしれません。

どん底にまで落ち込んで、もう浮かび上がれないと絶望したかもしれません。

でも、あなたが今、こうして生きているということは、それを克服したあなたが今ここにいるということです。

「もうダメだ」と思ったことがあっても、「二度と立ち直れない」と思ったことがあっても、あなたは乗り越えてきたのです。

そのことを思い出してください。

ベネフィット・ファインディング――どんな困難にも意味がある。

ストレスをプラスに転換することで、あなたはきっと困難を克服しブレイク・スルーできるはずです。

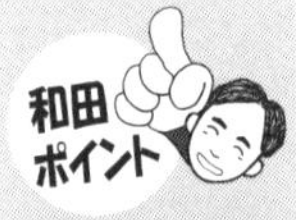

プラスかマイナスかはとらえ方次第
困難の中には必ず意味がある

10 セルフケアメソッド
相談する力を最大化する

問題にぶつかったとき、あなたは自分一人で解決しようとしますか？　それとも誰かに相談して解決しようとしますか？

問題解決について、多くの人が誤解していることがあります。

それは、一人で解決するのが「自分の力」で解決することであり、相談して解決するのは「他人の力」で解決することだ、と思っていることです。

じつは、そうではありません。

「人に相談できる」というのは、その人がもっている大きな能力なのです。もっと言えば、誰かに相談できる人は、「高い相談力を持っている人」なのです。

問題にぶつかったとき、自分一人で解決しようとするのではなく、人に相談する。

この「相談力」の高い人は、ストレスにうまく対処できる、「セルフケア能力が高い人」とも言えます。

ここまで説明すると、

「わかりました。では、困ったことがあれば、すぐに誰かに相談すればいいんですね」

と言う人がいるかもしれません。

困ったときには、人は精神的に余裕がありません。困ったときに、普段やっていない行動を起こすことは、じつはとても大変なのです。

ですから、日ごろから相談することに慣れておくことが大事です。一度相談しておけば、相談のハードルが下がって次に相談しやすくなります。

困ったことが起きていないときこそ誰かに相談する。これが相談力を高める第1のポイントです。

私はカウンセラーとして多くのクライエントの相談を受けてきました。

その経験から、相談者には2つのタイプがあることに気づきました。

それは「何も考えずにいきなり相談にくる人」と「考えてから相談にくる人」の2

つです。

脳内では、感情と理性はシーソーの関係になっているため、感情が高ぶると理性的機能は低下し、理性が優位になると自然に感情を抑えられます。

前者のように、何も考えずにいきなり相談すると、相手のアドバイスに感情で反応してしまい、理解することや受け入れることができないため、悩みからなかなか抜け出せません。

後者のように、考えてから相談すると、理性が働いて、相談相手のアドバイスを冷静に受け止めることができ、本質的な問題把握から問題解決へのステップがスムーズになります。

「相談をするときは考えてから」――、これが相談力を高める第2のポイントです。

しかし、「相談をするときは考えてから」といっても、何を考えればよいのでしょうか。

まず、相談の目的を明確にすることです。

「自分は何のために相談するのか」「相談した結果、自分はどうなっていたいのか」を考えておきます。

たとえば、心のモヤモヤ（感情）を解消したいのか、問題解決のための情報が欲しいのか、何かを実行するためのアドバイスが欲しいのか、人を紹介してほしいのか、などです。

相談の目的が明らかになれば、相談相手が決まります。情報が欲しいのなら、情報を持っている人に。感情を解消したいのなら、黙って自分の話を聞いてくれる人に、という具合に、相談の目的に合った相談相手を選ぶことが大事です。

相談力を高める第3のポイントは、「相談結果を予測すること」です。相談すれば必ず問題が解決するのかといえば、そうではないことは誰でも知っていると思います。相談した結果、状況が好転する場合もあれば、変わらない場合もあります。

実際に相談相手が自分の期待通りの対応をしてくれるかどうかは、相談してみないとわかりません。相談相手に過度の期待を持つと、結果に落胆したり、相談したことを後悔したりしがちです。

そこで、相談の結果がどうなるか、あらかじめ幅を持たせて予測しておきます。最高を10点、最低を0点とした場合、たとえば「まあ、今回の結果は8点から3点の間くらいだろうな」などと、予測しておきます。

すると、仮に3点くらいの結果しか出なくても、予想の範囲内なので相談の結果を受け入れることができます。期待と結果にギャップがなければ落胆することはありません。もし8点に近い高得点が出れば満足ですし、その成功要因を分析して次からの相談に生かすことができます。

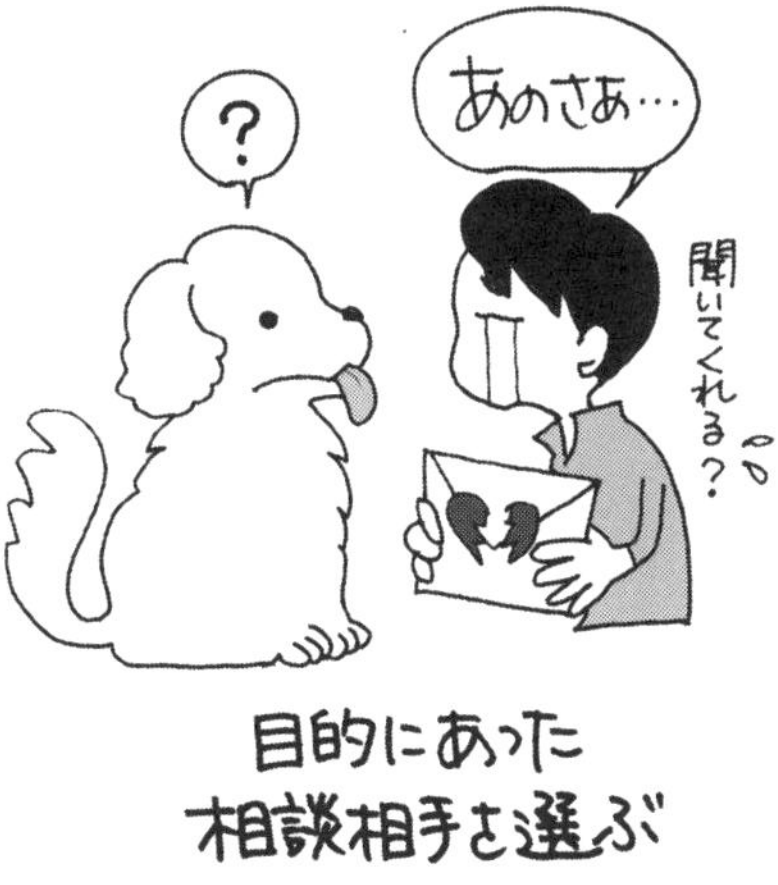
あのさあ…
聞いてくれる？
?
目的にあった
相談相手を選ぶ

相談力を高める第4のポイントは、「結果にかかわらず必ず相談相手に感謝の気持ちを伝えること」です。

その場ではもちろん、相談の結果どうなったのか、その報告もかねて事後に連絡します。その際、よい結果に結びついたのなら「おかげで、うまくいきました」と伝えます。そして、たとえよい結果にならなかったとしても「あのとき時間を取ってくださいまして、ありがとうございました。話を聞いてもらえただけで楽になりました」などと、必ずプラスの面を伝えて感謝します。

自分に感謝してくれる人を嫌いになる人はいません。感謝してくれる人なら、何度相談されても負担を感じることなく、喜んで相談に乗ってくれるようになります。

【相談力を高める4つのポイント】

1　日頃から相談する習慣をつくる
2　相談目的と相談相手を考えてから相談する
3　相談結果を幅広く予測しておく
4　結果に関係なく、相談後に感謝を伝える

誰かに相談をするときは、相談の目的を明確にしておこう

11

セルフケアメソッド

心のベースキャンプをつくる

マズローという心理学者が提唱した「欲求の5段階説」を聞いたことがあると思います。

下から「生理的欲求」「安全の欲求」「所属と愛の欲求」「承認の欲求」「自己実現の欲求」となっていて、低次の欲求が満たされることでより高次の欲求を満たしたくなるという理論です。

生理的な欲求は、食欲や睡眠欲など基本的な生命維持に関する欲求です。安全の欲求は、天災や犯罪、経済的危機など自分の身を脅かす危険を回避したいという欲求です。

ここまでは物質的な欲求で、現代日本での一般的な暮らしの中で、ほぼ満たされて

マズローの「欲求の５段階説」

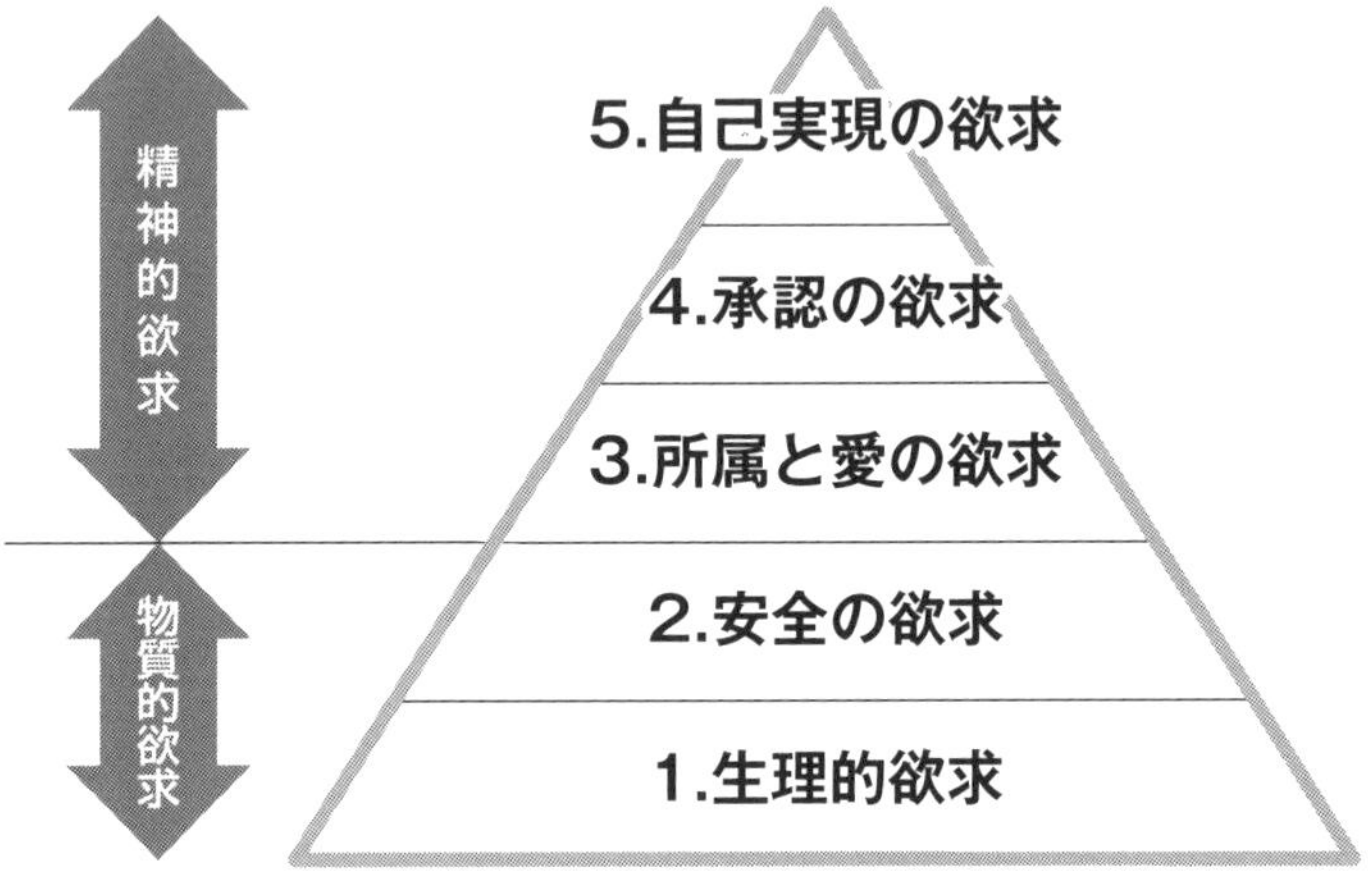

いる欲求といっていいでしょう。

問題は、それより上の段階です。

所属と愛の欲求とは、何らかの集団に所属してそこに自分の役割がある、自分が必要とされているという感覚を求める欲求です。

会社で働く人の場合、職場という1つの集団の中でこの欲求は満たされるわけですが、最近では個々人の仕事が重視されるようになり、昔のような共同体的な職場の雰囲気は失われつつあり、この欲求が満たされにくくなっています。

承認の欲求は、他者から認められたいという欲求です。これも職場に出社していれば、上司から直接ほめられたり、何かを手伝って周囲の人からお礼を言われたりすることがありましたが、こういう機会も減っています。

個の重視、共同体意識の希薄化、リモートワークの増加による対面機会の減少などにより、会社で働いていても、孤立感を深めるビジネスパーソンが増えているのです。

そこで、みなさんに持ってもらいたいのが「心のベースキャンプ」です。

疲れたときにゆっくりとからだを休められる場所があれば、人はそこで英気を養い、次の日にまた元気に出かけることができます。

心も同じです。

傷ついたとき、落ち込んだとき、心が安らげる場所、気分を一新してリフレッシュできる場があれば、元気を取り戻して次のチャレンジに向かうことができます。

言うまでもなく、くつろぎの場である家庭は「心のベースキャンプ」ですが、家庭以外に複数の「心のベースキャンプ」を持っておくのが理想です。

1つは、自分の趣味や特技を生かした集まりです。たとえば、走るのが趣味であれば、ランニングサークルに所属する、などです。これは、あなたの「現在」に焦点を当てた心のベースキャンプです。自分の好きなことや得意なことに没頭すれば、その

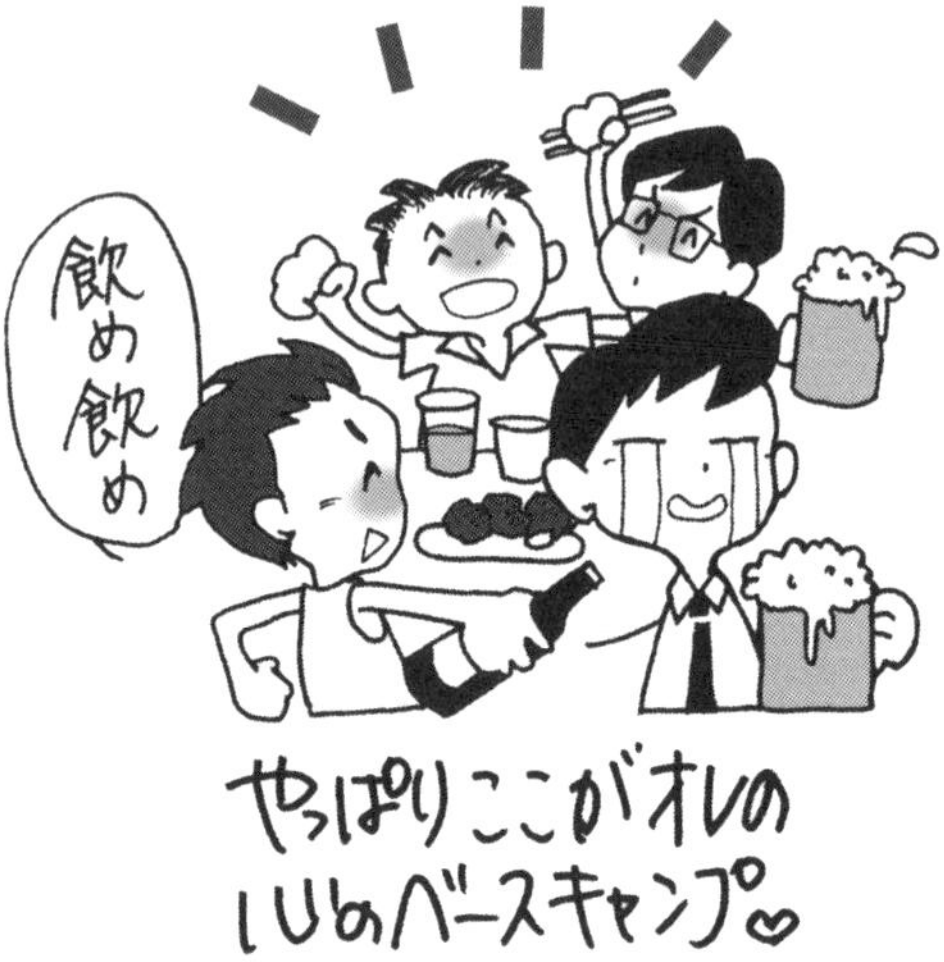
飲め飲め
やっぱりここがオレの
心のベースキャンプ

間は抱えているストレスや孤立感から自由になれます。

学生時代の仲間と定期的に集まってみるのもよいでしょう。これは、あなたの「過去」に焦点を当てた心のベースキャンプです。年月を経ても、昔の友人と出会えば一瞬で当時の心境に戻ることができます。

もう1つ、あなたの「未来」に焦点を当てた心のベースキャンプを持ちましょう。「自分は将来どうなりたいのか」「自分の本当の強みとは?」「自分が本当にやりたいことは?」——そんなことを語り合ったり、学び合ったりするワークショップやオンラインサロンに参加してみるのも1つの方法です。

過去・現在・未来、３つの時間軸にそれぞれの心のベースキャンプを持てば、そのときの心の状態に合わせてリフレッシュする場を選べます。

たとえ職場や家庭があなたにとって居づらい場所であったとしても、一時的な心の避難所として、これらを活用することもできるのです。

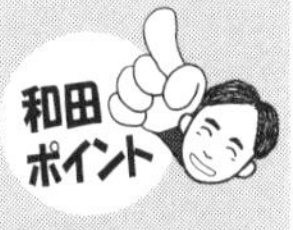

過去・現在・未来、３つの心のベースキャンプを用意しておこう

セルフケアメソッド

12 幸せホルモンで心をケアする

ストレス状態が続くと、心身の不調に陥ります。

その原因は、体内にストレスホルモンが過剰に分泌されるからです。ストレスホルモンが長く分泌されると、自律神経のバランスが崩れ、交感神経が優位（緊張が高まる）になり、副交感神経（リラックスする）に切り替わらなくなります。これはずっと緊張が持続することを意味し、うつ状態に陥りやすくなるのです。

この時の脳の状態は、セロトニンという脳内物質の濃度が低くなっている可能性があります。セロトニンは、「幸せホルモン」とも呼ばれていて、心身の状態を安定させる働きがあります。

したがって、うつ状態から抜け出すためには、「脳内のセロトニン分泌を促す」ことが重要になります。自分の生理的な状態を変えることで、心のケアをしようというねらいです。

では、脳内にセロトニンの分泌を促すにはどうすればよいか。5つの具体的な方法を紹介しましょう。

1 トリプトファンを摂取する

セロトニンは、たんぱく質の構成成分であるトリプトファンという必須アミノ酸を原料としていますので、日々の食生活で、たんぱく質を意識して摂取することが大切です。トリプトファンを多く含む食品を摂れば、セロトニンを分泌する準備が整います。

トリプトファンを多く含む食品は、牛乳やチーズなどの乳製品、豆乳・納豆などの大豆製品のほか、肉類、赤身魚、そば、アーモンドなどがあります。

2 午前中に太陽の光を浴びる

セロトニンを活性化させるのに有効な方法が、日光浴です。とくに朝起きてすぐに朝日を浴びるのが、最も効果が高いといわれています。朝、起きたらカーテンを開けましょう。外に散歩に出かけ、日光を浴びましょう。

3　リズム運動をする

適度な運動は健康のためによいことですが、セロトニンの分泌を促す効果が高いのは、リズム運動です。リズム運動とは、一定のリズムで単純な動きを繰り返す運動のことです。たとえば、ウォーキング、ジョギング、スクワット、踏み台昇降などシンプルな動きの運動です。

「噛む」こともリズム運動になるので、食事時間に噛むことを意識するとか、ガムを噛むのもいいかもしれません。

4　腸内環境を整える

「脳腸相関」といわれるように、脳と腸は自律神経、ホルモン、免疫系などを通してお互いに情報伝達し、影響しあっています。

脳がストレスを感じると、下痢や腹痛を起こしやすくなります。逆に、腸内環境をよくすることで、脳によい影響を与えることができるのです。

小麦には消化されにくいたんぱく質「グルテン」が含まれています。グルテンは体内で炎症を起こし、腸内環境を悪化させますので、小麦の過剰摂取は気をつけましょう。

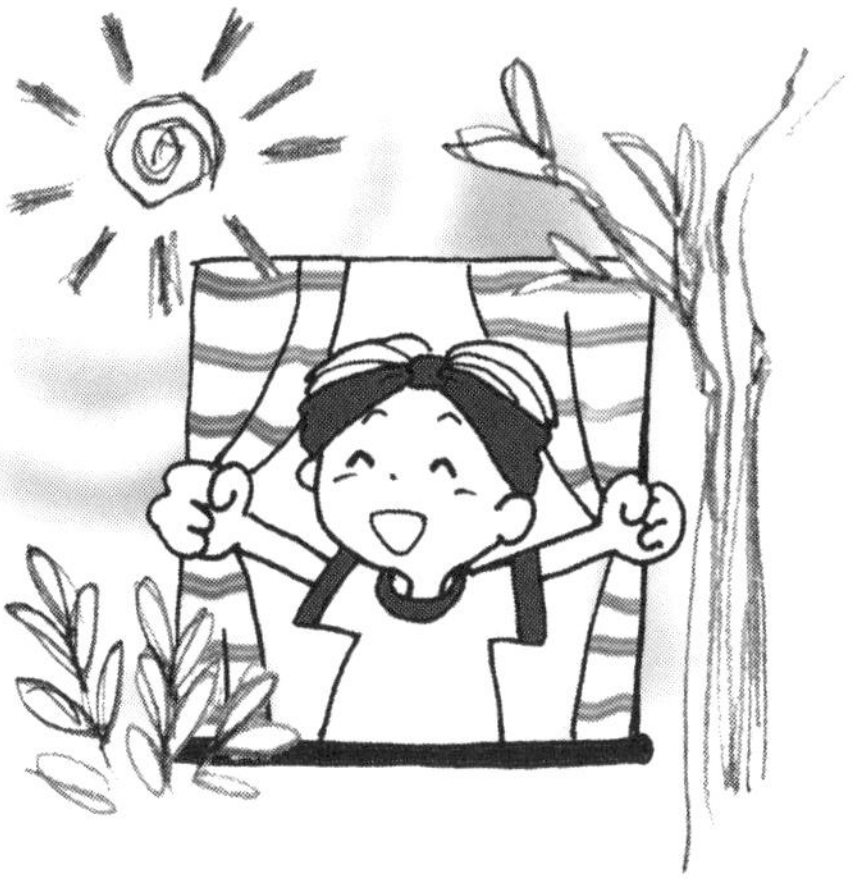

セロトニンは脳で作用しますが、その9割が腸でつくられています。自分に合った量のたんぱく質や野菜や発酵食品を摂るなど、腸内環境を良好に保ち、セロトニンを増やしましょう。

5　オキシトシンの分泌を促す

妊娠した女性、赤ちゃんを出産したお母さんは、とても幸せそうです。それは、オキシトシンという幸せを感じる脳内物質が分泌されているからです。

オキシトシンは、妊娠・出産した女性に限らず、男性も含めて誰でも分泌することがわかっています。幸せを感じるとオキシトシンが出て、やる気を高めるドーパミンの分泌を促します。ドーパミンが増えると、精神を安定させるために自然にセロトニンが分泌されるのです。

人に関心を持つ、共感する、家族とのスキンシップ、ペットとの触れ合い、よい映画を見たり、美しい景色を眺めたり、心地のよい音楽を聴くなど、オキシトシン分泌を促すために、あなたが「幸せだなあ」と感じることを実践しましょう。

【「幸せホルモン」の増やし方】

1 トリプトファンを含む食品を摂ろう
2 早起きして太陽の光を浴びよう
3 ウォーキング、スクワットなどシンプルなリズム運動を
4 ストレス対策や食生活の改善で腸内環境を整えよう
5 親しい人やよいものと触れ合って幸せを実感しよう

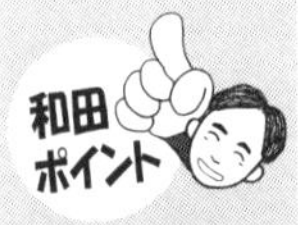

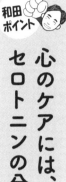

心のケアには、セロトニンの分泌促進が不可欠だ

13

セルフケアメソッド

90分サイクルを意識する

大学の授業は、だいたい90分です。

映画は、一般的に90~120分前後。

VDT作業という、パソコン等のモニターを見ながらの仕事は、60分に1回は休憩を取るように厚生労働省のガイドラインで示されています。

これらは何を意味しているのかというと、「人間の集中力が持続するのは、だいたい90分前後」ということです。

疲れやストレスは、溜まりすぎると解消するのがむずかしくなります。あまり蓄積しないうちに、そのつど解消したほうがずっといいんです。

その目安が、90分です。

90分おきにストレスを解消すれば、めったなことでストレスは溜まりません。

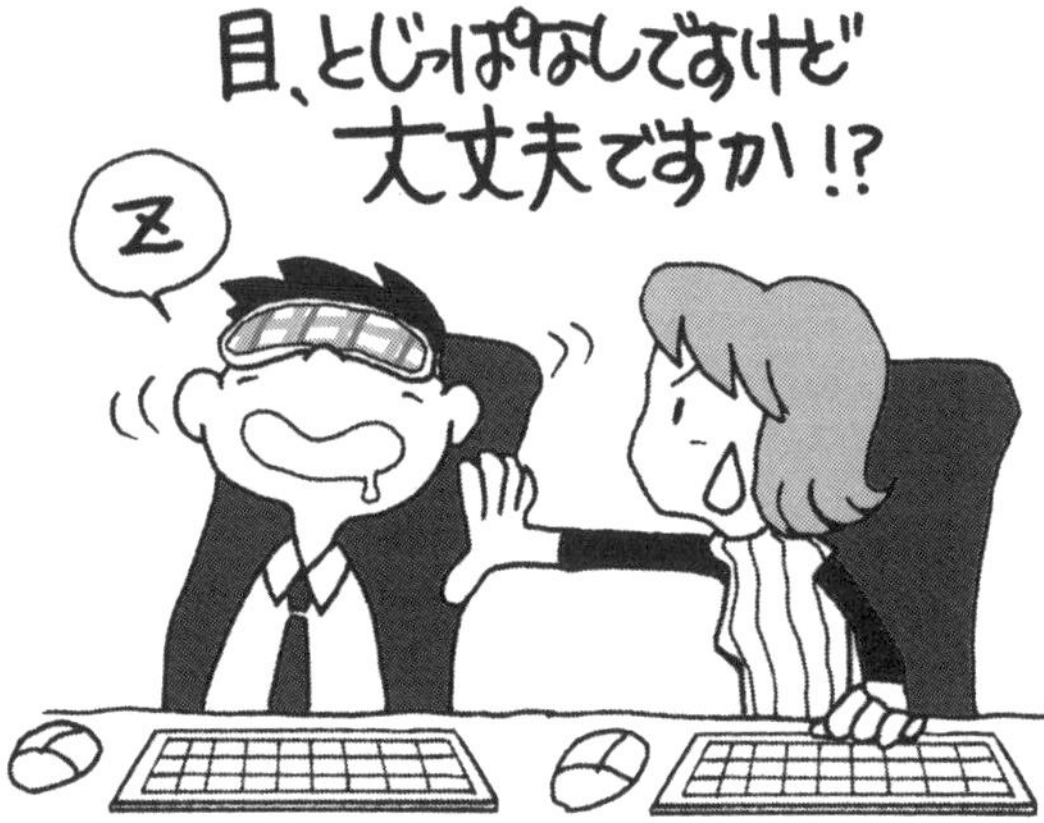

では、その解消方法をご紹介しましょう。

1　ストレッチをしてコリをほぐす

デスクワークなど一日中座りっぱなしの仕事は、血流が悪くなって疲れがたまりやすくなります。90分をめどに立ち上がったり、上体や足腰をストレッチしましょう。

2　しばらく目を閉じる

これは、目を閉じるというだけの超簡単疲労回復法です。モニターの画面などをずっと見続けると眼精疲労につながります。90分に1回は、じっと目を閉じてみましょう。目を閉じるだけで、視覚からの情報が遮断されて脳はとても休まるのです。しばらく続けると、脳にはアルファー波というリラックスした状態のときに現れる脳波が出て、心も安らいできます。

3　気分転換する

少し歩く、お茶などの飲み物を飲む、人と軽く会話をする、などです。ちょっとしたことでいいので、自分なりの気分転換方法をみつけましょう。

4　外を眺める

これも、外の景色を眺めるだけという超簡単ストレス解消法です。山や森といった自然を眺めるのが一番いいのですが、そんな自然がない場所でも、近くの植栽とか、室内の観葉植物を見るだけでも結構です。

「グリーンエクササイズ」という自然の中で深呼吸したり体を動かしたりするエクササイズが、ストレス解消にいいといわれています。90分に1回、ミニ・グリーンエクササイズを取り入れましょう。

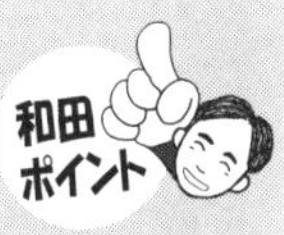

90分ごとに気分を変えれば、ストレスは溜まらない

14 ストレスをカイタイする

セルフケアメソッド

みなさんは「ストレス」という言葉から、どんなものことをイメージしますか？　なんとなく体がだるい感じでしょうか。心にモヤモヤとした雲がかかって晴れない感じでしょうか。

ストレスといっても何か実体があるわけではないので、具体的なものやシーンを思い浮かべるのは、意外に難しいことです。そして、目に見えない、つかみどころのないものだからこそ、「ストレスを解消したい」といっても、なかなか具体的な行動に結びつきにくいのです。

しかし逆に、ストレスの正体をはっきりさせれば、次の3つのステップでストレスをカイタイ（解体）することができます。

・第1ステップ　可（カ）視化する

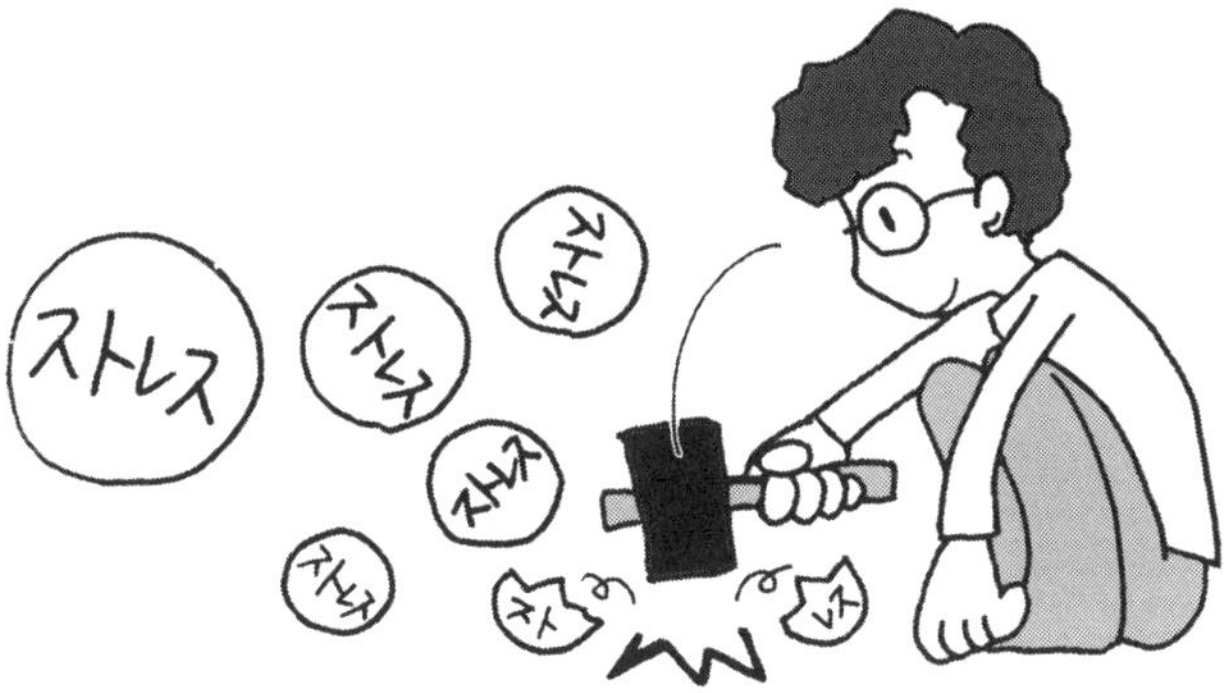

小さなものからコツコツと

・第2ステップ　意（イ）識する
・第3ステップ　対（タイ）処する
　3つの頭文字を並べて、カイタイ（可意対）です。


　まず、ストレスを可視化します。

　そのために、あなたにとってのストレス要因は何か、思いつくところをすべて書き出してください。

　ストレスの要因は人によってさまざまですが、その要因を大きなことから小さなことまで、すべて書き出します。できれば100くらいは出してほしいのですが、最低でも10個は挙げてください。

　書き出したら、上位10の要因に順位をつけます。これを1つの表にまとめたもの

ストレスランキング表（例）

	現在ストレスに感じていること	種別	解決の可否
1位	取引先から無理な要求を強いられている	☑仕事 □仕事以外	☑できる □できない
2位	上司から仕事の進捗について逐一報告を求められる	☑仕事 □仕事以外	☑できる □できない
3位	妻から『あなたは人の話をちゃんと聞かない』といつも責められる	仕事 ☑仕事以外	☑できる □できない
4位	上司が毎日出社しているのでテレワークしにくい	☑仕事 □仕事以外	☑できる □できない
5位	最近お腹の奥に痛みを感じ、なにか病気があるのではないかと心配	□仕事 ☑仕事以外	☑できる □できない
6位	老化現象	□仕事 ☑仕事以外	□できる ☑できない
7位	SNSコミュニケーション	□仕事 ☑仕事以外	☑できる □できない
8位	気候の変化	□仕事 ☑仕事以外	□できる ☑できない
9位	部屋が散らかっている	□仕事 ☑仕事以外	☑できる □できない
10位	図書館で借りた本を返していない	□仕事 ☑仕事以外	☑できる □できない

が、あなたの「ストレスランキング表」です。

次に、ストレスを意識する。仕事の問題なのか、私生活の問題なのかに分類し、自分が何に最も負荷を感じているのかを明らかにします。

さらに、それを「解決できる問題」と「解決できない問題」に分けてください。例えば、加齢に伴って生じる問題などは解決できません。解決できない問題は受け入れるしかありません。解決できる問題に絞って、対処行動をとります。

第３ステップの「対処する」は、具体的には、このＣｈａｐｔｅｒで紹介してきたメソッド（メソッド8～メソッド13）を実践することです。

取り組む順番は、下位のものからです。

最もやっかいな上位のストレスを解消して早くスッキリしたいところですが、上位のストレスに取り組むには大変なエネルギーが必要です。

また、下位の小さなストレスを残したままでは、そこにもエネルギーが吸い取られて、十分な力を発揮できません。そうすると、すべてのストレスについて「もう解決できない」とあきらめてしまうことにもなりかねません。

ストレス対処は焦らないことが肝心です。まずは小さなストレスから対処する。一つひとつ小さなストレスを消していけば、次第にエネルギーはアップしていきます。下位のストレスがなくなることで、上位のストレス対処にエネルギーを傾注することができ、ストレス解消にしっかり取り組むことができるのです。

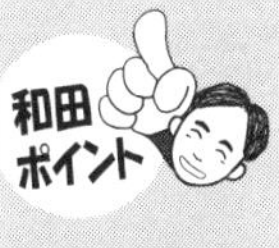

ストレスをカイタイして、小さなストレスから消していく

Chapter 3

自己認識

自己認識とは、自分の価値観・強み・感情・欲求などを深く理解することです。

自己認識力の高い人は、良好な人間関係を築き、仕事で高い成果を収めることができることから、自分の殻を自分で破ることを力強くサポートしてくれます。

このChapter3では、自己認識を深める7つのメソッドを紹介します。

15 自分を定点観測する

自己認識メソッド

同じ場所で観測を続けて変化を調べる方法を「定点観測」といいます。

天気や火山活動といった自然現象から、道路状況、街の人出、物の価格、ファッション動向など、さまざまな事象の調査に取り入れられています。

これを自己認識のために応用するのが「自分を定点観測する」というメソッドです。


いうまでもなく、観測対象である「自分」は、毎日変化しています。

「月曜日は落ち込んでいたけれど、火曜日になったら少しは元気になった」とか、「朝一番はなんとなくボーっとして仕事が手につかなかったけれど、先輩と話をしたらやる気が出てお客様のところに出かけられた」など、その時その時で、自分の状態は変化します。

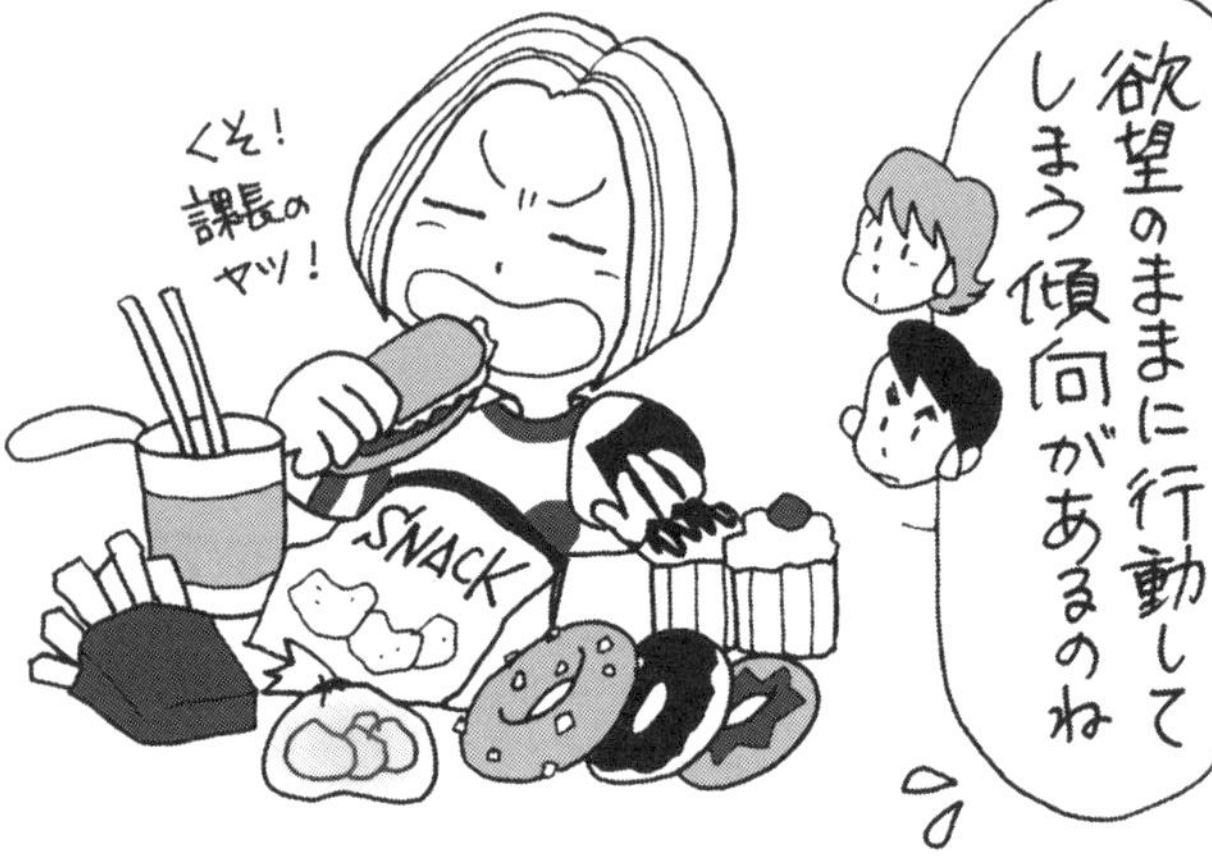
欲望のままに行動してしまう傾向があるのね
くそ！課長のヤツ！
SNACK

しかし、この変化をただひたすら追いかけるだけでは、自分の実態はなかなか見えてきません。

そこで、気象や交通量を定点観測するように、どこかにピンポイントを定めて「自分」を観察してみるのです。

たとえば、毎週月曜日に部内で会議があるとします。

あなたは、その会議でいろいろなことを指摘されたり、新たな仕事を指示されます。会議で起こる出来事に対して、あなたは疑問を抱いたり、イライラしたり、落ち込んだり、さまざまな思考や感情にとらわれています。

こんなとき、「毎週月曜日の部内会議」を定点にして、自分を観察してみるのです。

Yさんの例

会議テーマ	こころ	1月1週目　月曜日
上司からの数字報告中心	思考	無駄な時間だと思う
	感情	退屈だった
	行動	うとうとしてしまった
会議テーマ	**こころ**	**1月2週目　月曜日**
メンバーの情報共有	思考	上司から月末会議のファシリテーター役の指名を受けた
	感情	興奮した
	行動	上司の指導を受けるなど、事前勉強した
会議テーマ	**こころ**	**1月3週目　月曜日**
上司からの数字報告中心	思考	数字報告だけならオンラインで十分だと思った
	感情	イライラした
	行動	メモ取るふりをして落書きをしていた
会議テーマ	**こころ**	**1月4週目　月曜日**
メンバーの情報共有	思考	ファシリテーターをしたが失敗した
	感情	恥ずかしかった
	行動	会議後は誰とも口をきかなかった

「定点」を決めたら、観測記録を取り続けます。記録するのは、「出来事（たとえば会議の内容）」と、そのときの自分の「思考」「感情」「行動」です。

記録するのは、次の4つです。

①会議の内容は何だったか。
②その時、どんな思考があったか。
③それに対して、どんな感情が湧き起こったか。
④その結果、どんな行動をとったか。

とくに④の「その結果、どんな行動をとったか」に注目してください。

どんな行動をとったかに注目すると、自分の思考と感情が、自分の行動にどう影響しているのか、次第に明らかになってくるからです。

たとえば、この例のYさんの感情と行動の関係を見てみましょう。

「退屈だった」↓「うとうとしてしまった」

「興奮した」↓「事前勉強した」

「イライラした」↓「落書きしていた」

「恥ずかしかった」↓「誰とも口をきかなかった」

どうやらYさんには感情のままに行動してしまう傾向があるようです。


自分の傾向や心のクセを把握できると、それに対する対処法を考えることができます。

感情のままに行動することは、合理的な態度ではありません。メソッド5「心のボディーガードを活用する」を参考に、理性を働かせることを身につければ、いまよりも合理的な行動に変えることが可能です。


やみくもに「自分を変えよう」「行動変容を起こそう」としても、そもそもの「自分」を把握していなければ、変える方向性がわかりません。「定点観測」で自分の特徴や傾向を知ったうえで、対策を立ててください。

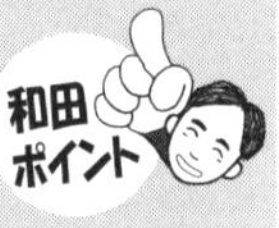

自分の傾向や心のパターンを把握すれば、行動変容の方向性が見えてくる

16

自己認識メソッド

オンラインで自己開示する

自己認識を深めるために、欠かせないのが「自己開示」です。

自分のことは自分がいちばんよく知っている——とよくいわれますが、本当でしょうか？　「自分」というものを、頭の中であれこれと思い描くだけでは、あいまいなイメージのままです。自分とはどういう人間かをより明確にするためには、それを言葉で表現する必要があります。

言葉は自分以外の人に伝えるためのツールです。ですから、独り言ではなく、誰かに対して「自分とはこういう人間です」ということを話したり書いたりして表現する。それが自己開示です。

自己開示は、オンラインでもできます。

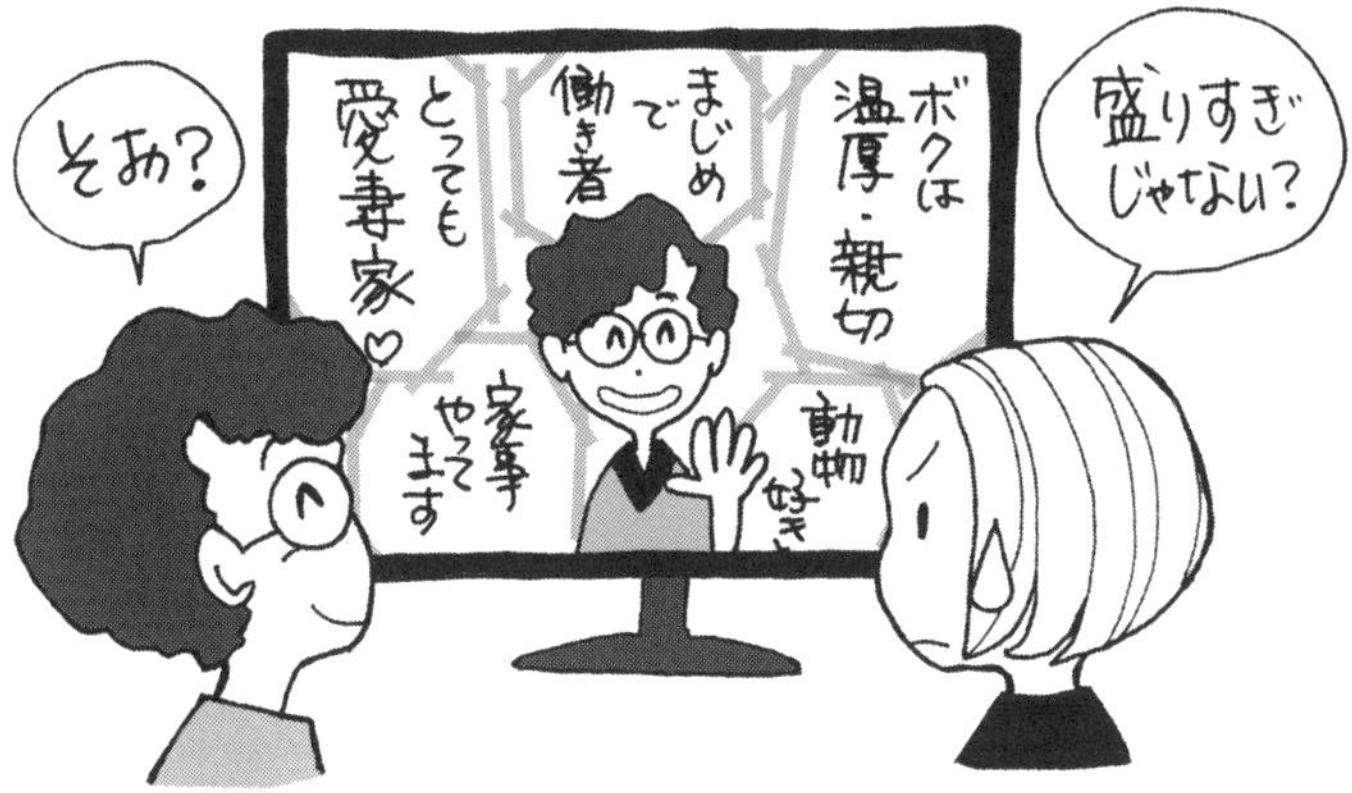
ボクは温厚・親切
まじめで働き者
とっても愛妻家♡
動物好き
家事やってます
盛りすぎじゃない?
そお?

たしかに対面のほうが相手の表情や微妙なニュアンスがよくわかり、相手との関係性を構築するという面では優れています。

しかし、オンラインにも優れた点があります。

対面よりも時間や場所に関して自由度が高く効率的です。また、感情や微妙なニュアンスが伝わりにくい分、情報そのもののやり取りのほうが重視されます。

目の前に人がいるよりも、画面越しのほうが話しやすいという人もいます。離れたところにいるので、相手のことを意識しすぎることなく、言いたいことが言いやすくなるという場合もあるのです。

メールやSNSを使って「書く」自己開示をする。

オンラインコミュニケーションで「話す」自己開示をする。

自分の思いや考えていることを言語化すると、自分が発した言葉を自分で「読む」または「聞く」ことになります。

すると、頭の中でごちゃごちゃしていたことが整理されたり、ぼんやりと感じていたことが明らかになったりします。言葉にする前には自分でも気がついていなかったことを、言葉にすることではじめて気がついた——そんなことを感じるはずです。

オンラインで自己開示の機会をたくさん経験すれば、対面での自己開示の場合でも抵抗感が薄まり、スムーズになります。

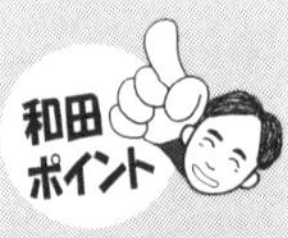

自分の内面を言語化すると、自分という人間をより明確に理解できる

17

自己認識メソッド

フィードバックの千本ノックを受ける

自己認識を深めるために、もう1つ大切なことは「フィードバックを受けること」です。

フィードバックとは、自己開示した相手から、自分の話をどう受け止めたのか、その感想や気づいたことなどを述べてもらうことです。自己開示は、あなたから相手に話すこと。フィードバックはその反対で、相手からあなたについて話してもらうこと。つまり、自己開示とフィードバックで1セットです。

自己開示→フィードバック→自己開示→フィードバック……、この1セットを繰り返すことで、あなたの自己認識はどんどん深まっていきます。

組織心理学者のターシャ・ユーリックは、「内的自己認識と外的自己認識」の両方が必要と説いています。自分の能力や価値観など、自分のことをより深く知るためには、「自分から見た自分」と「他人から見た自分」との双方向から自分を見つめる必要がある、というわけです。自己開示とフィードバックは、その具体的な方法なのです。

フィードバックを受けるには、いくつかの注意点があります。より正確に自己認識をするために、フィードバックの注意点を4つ挙げておきます。

まず、自分が尊敬する人からフィードバックを受けることをおすすめします。フィードバックに慣れていないと、相手からのフィードバックを受け止めきれずに、傷ついてしまう可能性があります。とくにフィードバック初心者や自己肯定感が低い人は、相手がよかれと思って指摘してくれたことを、「ダメ出しをされた」とマイナスに受け取る傾向があるので要注意です。

その点、あなたが尊敬する人なら、悪意を持ったコメントをすることはないと思われるので、あなたは素直にフィードバック受け止めることができるでしょう。

次に、3人以上からフィードバックを受けることです。

一人からだと、同じ観点からのフィードバックになりがちなので、どうしてもコメ

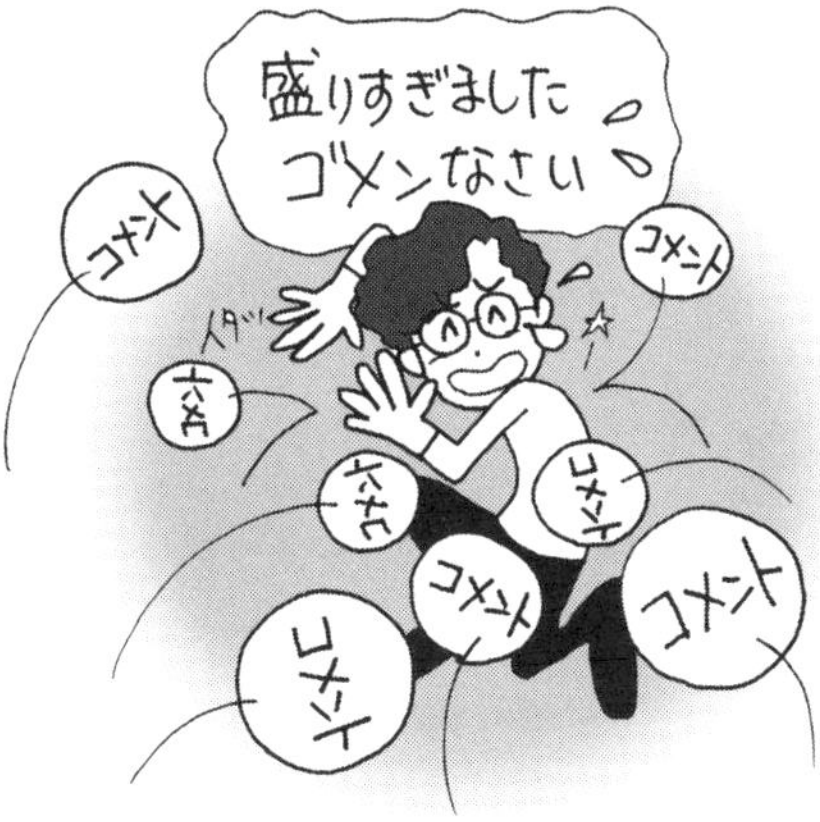

ントの方向性が偏ってしまいます。しかし複数の人、数は多いほどよいのですが、最低でも３人以上からフィードバックをお願いすれば、より多面的に、より正確に自己認識できるようになります。

３つ目は、定期的にフィードバックを受けることです。

単発のフィードバックで終わってしまうと、そのときだけは気づきが深まったように思えても、時間が経つと元の状態に戻ってしまいます。週に一回、月に一回など、期間を決めて継続的にフィードバックを受けると、気づきが維持したり、さらに深まったりして、自己認識が効果的に進みます。

最後は、フィードバックに慣れることです。

何事も慣れるには繰り返しや量が大事です。フィードバックも同じで、最初は「量」が大切です。とにかく、たくさんのフィードバックを受けてください。

たくさんのフィードバックは、野球の守備練習でいえば、「千本ノック」を受けるようなものです。強い打球もあれば、ボテボテのゴロもある。右に左に、前に後ろにと、さんざん走らせられながら、からだで打球の処理を覚えていきます。

千本ノックのように大量に、ひたすらフィードバックを受け続けていると、次第にその受け止め方がうまくなっていきます。慣れないうちは、感情的に反応してしまうことがあっても、「量」をこなすうちに理性で受け止められるようになるのです。

守備に熟達すれば、どんな打球が飛んできても最適に処理できるように、フィードバックに慣れれば、どんなコメントも適切に処理できるようになります。

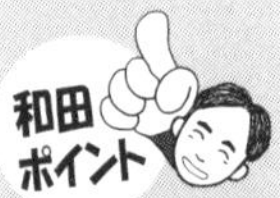

自己開示とフィードバックを繰り返すと、自己認識は深まっていく

18 あえて厳しいフィードバックを受ける

自己認識メソッド

フィードバックの「量」に慣れたら、今度は「質」を高めていきましょう。自分を立体的にとらえるメソッドです。

前項の「千本ノックのフィードバック」は、「とにかく気づいたことや思ったことがあれば、何でもフィードバックしてください」というスタンスでした。フィードバックの量を目的としたアプローチでしたが、もう1つ大事なのが質を目的としたアプローチです。

フィードバックの質を高めるためには、次の3つの観点が重要です。

1　自分から見た自分（内的自己意識）を明確にすること

質の高いフィードバックを得るためには、自分が自分をどうとらえているのかを、明確にすることが大切です。「自分にはこういう能力があると思っている」「自分はこんなことをやりたいと思っている」「自分はこういう態度を示すべきだと考えている」などです。

このように、自分の能力や価値観、欲求を具体的に開示することで、それに対して相手がどう見ているかをフィードバックしてもらうことができます。

2 厳しいフィードバックをお願いすること

心地のよいフィードバックだけでは、自己認識は深まりません。耳の痛いコメント、自分に都合の悪い話でも率直に伝えてもらうことが必要です。

これは難しいことです。一般的に、プラスのフィードバックはいくらでもしてくれますが、相手はお互いの関係性が悪くなることを恐れて、厳しいフィードバックはなかなかしないものです。

そこで、自分から「あえて厳しいフィードバックをしてほしいんです」とお願いしてみます。そうすると、相手も「厳しいことをいっても、受け止める準備ができているんだな」と考えて、厳しいコメントをしてくれるようになります。

仮に厳しいフィードバックをもらって傷ついたとしても、それは「そういうことに傷つく自分」を発見したことを意味します。それだけ自己認識を深めることができたととらえてください。

3 プロの評価を受けること

自分の能力は世の中から見てどの程度なのか、自分が考えていることは社会でどこまで通用するのか、そんなことを客観的に知るには、プロの評価を受けるのがいちばんの近道です。

世の中にはさまざまなプロ、その道の専門家がいます。たとえば自分の年収です。

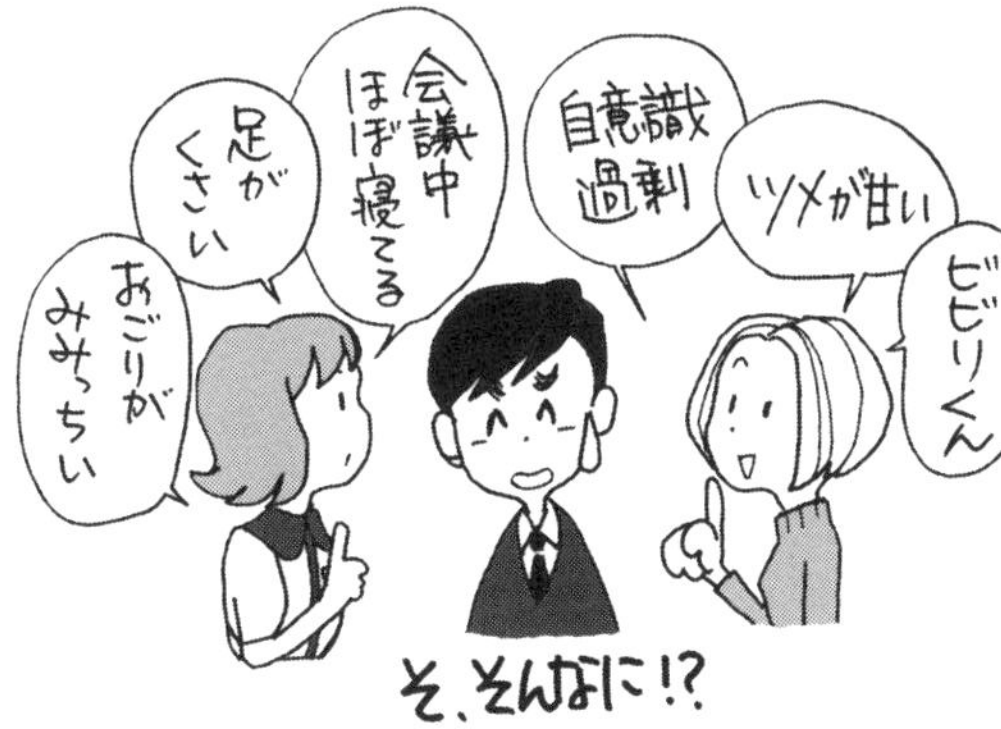
ビビりくん
ツメが甘い
自意識過剰
会議中ほぼ寝てる
足がくさい
おごりがみみっちい
そ、そんなに!?

仮に今、あなたの年収が500万円だとしましょう。これは今の会社があなたに与えている評価です。それがこの社会全体に照らし合わせてみて妥当かどうかは、転職エージェントに登録して、そこで質問してみればわかります。転職エージェントは、あなたの資格や実績、キャリアを見てどの程度の年収に相当するかを判断してくれます。

ほかにも、お金のことならファイナンシャルプランナーに、キャリアのことならキャリアコンサルタントに、結婚のことなら結婚相談所に聞いてみればよいのです。

プロは客観的なデータに基づいてあなたを評価し、フィードバックしてくれます。

もしかすると、あなたにとっては想像以上に厳しい評価が下されるかもしれません。しかし、それが現実なのです。現実は現実として、受け止めるほかありません。これは、自分の殻を破るために、どうしても必要なプロセスです。

人は誰でも、自分の弱いところは隠したいものです。できれば見ないようにしたい。ずっと目を背けることで、ないものにしておきたい……。

でも、隠したからといって、それがなくなるわけではありません。ごまかせばごまかすほど、弱みは隠然と力を蓄え、あなたの心の奥底から影響を与え続けます。

それよりも、はっきりと表に出し、それを受け止め、受け入れて、そこから出発する。それが本当のあなたらしさの発揮につながり、生きやすい人生につながっていきます。

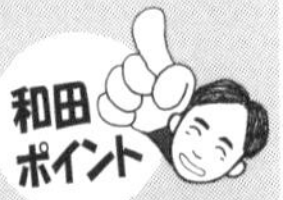

自分の殻を自分で破るために、現実は現実として潔く受け止めよう

19

自己認識メソッド

「ワンダウン」を意識する

自分と相手との関係性には、2種類あります。

1つは「相手からのフィードバックを受けやすい関係性」。

もう1つは「相手からのフィードバックを受けにくい関係性」です。

フィードバックはたくさんあったほうが自己認識は深まります。自己認識を深めるためにも、フィードバックを受けやすい関係性を相手と築きたいものです。


上司と部下、親と子、先生と生徒、発注者と受注者など、上下関係になりやすい関係性では、下から上へのフィードバックはやりにくくなります。

上の立場の人間は、たとえば上司であれば職務権限というパワーを使って部下を動かそうとします。すると部下のほうには自己防衛反応が現れて、上司に対して自分の意見や気持ちをいえなくなってしまうのです。こうして部下からの情報が入りにくく

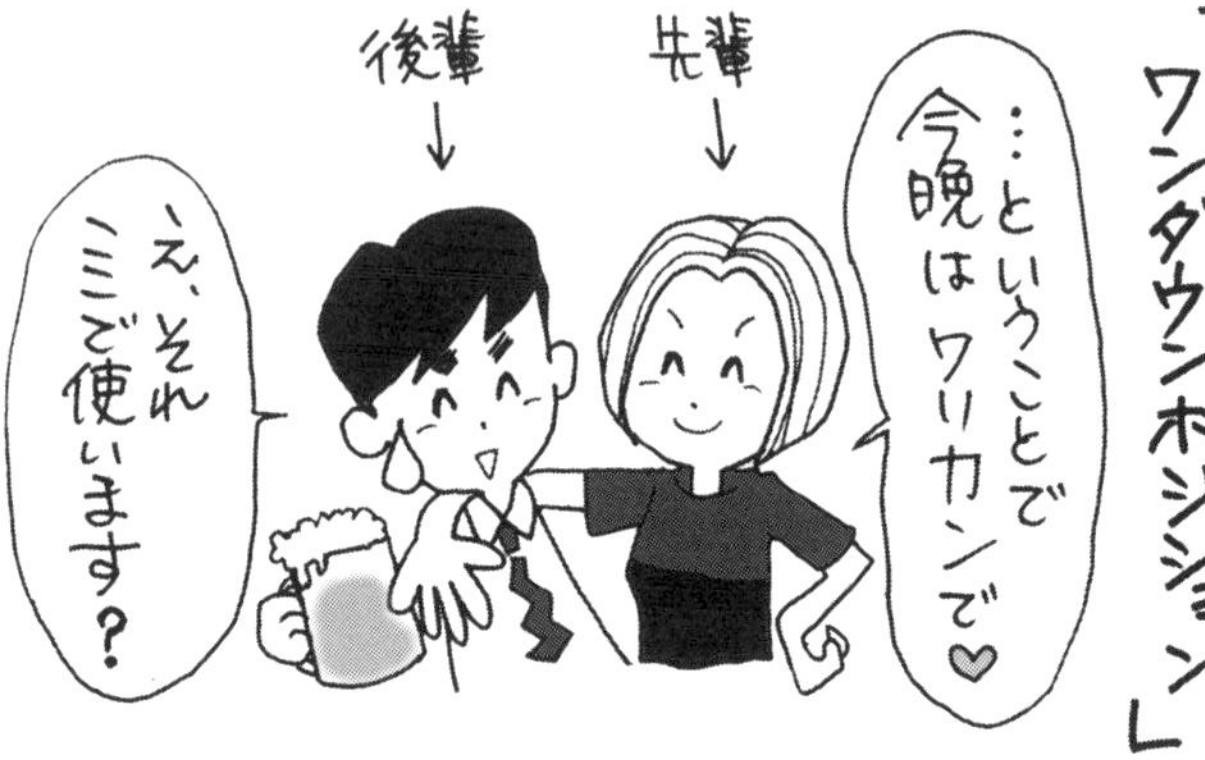
「ワンダウンポジション」
先輩
後輩
…ということで今晩はワリカンで♥
え、それここで使います？

なり、フィードバックも得られなくなる、というわけです。

では、これを避けるためにはどうすればよいのか。

それは「ワンダウンポジションを取る」ことです。ワンダウンポジションとは、文字どおり、自分の立ち位置を1段下げることをいいます。

部下との関係性でいえば、上司としてのパワーを使わずに部下と対話することです。命令や強要ではなく、受容や共感、問いかけによって部下と関わっていくことです。

そうすると、部下に自己防衛反応は起こらず、自分の意見やアイデアをいいやすくなります。部下の心理的安全性が高まることで、部下からのフィードバックが寄せられやすくなるのです。

上司と部下の関係だけでなく、家族関係、友人関係、地域や趣味のグループでも、人はどうしても上下関係を意識し、自分より下だと思う人に対してはパワーを発揮し、パワーで支配しようとしがちです。

しかし、そういう態度は相手に警戒心を与え、相手を沈黙に追い込んだり、場合によっては反発という行動を引き起こします。

人から自由なフィードバックをもらうためにも、「ワンダウン」を意識して、何でも話してもらえる関係性を築きましょう。

それがあなたの自己認識を深め、あなたの成長につながるのです。

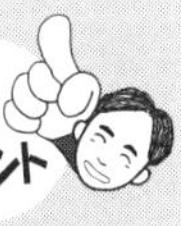

和田ポイント

「ワンダウン」を意識すると、何でも話してもらえる関係になる

自己認識メソッド

20 認知のゆがみを解消する

あなたに4択の質問です。

あなたが、会社が推奨している資格試験を受けたとします。

しかし、結果は合格ラインに1点足りず、不合格になってしまいました。

そのとき、不合格の原因は何だったと思いますか。

次の4つの中から1つ選んでください。

①独学で合格することに固執していたから
②勉強量が足りなかったから
③試験前に上司に残業させられたから
④試験会場が暑くて集中できなかったから

①もしくは②を選んだなら、失敗の原因を自分の内側に求めている人です。ということは、合格するためには勉強量を増やしたり、合格者に勉強の仕方を教えてもらうなど、自分の行動を変えようとします。すると、次の試験には合格する可能性が高まります。

③もしくは④を選んだ人は、失敗の原因を自分の外側に求めている人です。失敗したのは上司のせい、または会場のせいですから、自尊心は傷つかなくてすみますが、自分の行動変容にはつながりにくいため、次の試験も失敗するかもしれません。

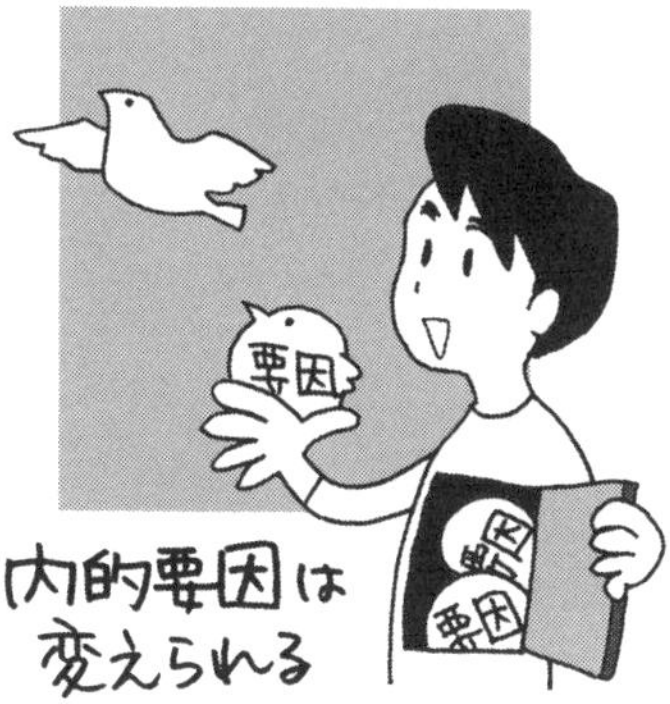

人は、成功するとその要因は自分にあったと考えがちです。逆に失敗すると、その要因は他人や外部にあったと思いがちです。

これを「セルフ・サービング・バイアス」といいます。バイアスとは、物事の見方が偏ることです。思考が偏ると、正常な判断ができなくなります。

たとえば、最近はテレワークが増えていますが、従来のオフィスワークに比べると、上司や周囲の目が十分自分に向けられていないと感じることがあります。

すると「自分はこんなにがんばっているのに誰も認めてくれない……」という不満を持ちやすくなり、その結果、「自分の成果が上がらないのは、上司や会社のサポートが不充分だからだ」と他人や仕事環境のせいにしてしまうケースが増えています。

自分の外側に原因を求めているかぎり、問題は解決しません。なぜなら、外的要因は自分の力では変えることができないからです。

逆に、自分の内側に原因を求めれば、そこから物事は動いていきます。内的要因は自分で変えることができるからです。

「セルフ・サービング・バイアス」――自己認知のゆがみを解消することで、自己認識力が上がり、問題解決能力はアップします。

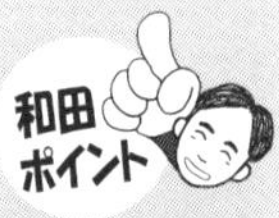

自分の内側に原因を求めれば、物事は解決に向けて動き出す

21

自己認識メソッド

過去ではなく未来に問いかける

前項に続き、あなたにもう1つ質問です。

あなたは、会社からあるプロジェクトのリーダーに任命されました。ところが思わぬトラブルが発生し、スケジュールがものすごくタイトになってしまいました。メンバーからは続々と不満が噴出。下からも上からも、リーダーとしての資質と責任を問われます。結局、会社からプロジェクトリーダーの交代を告げられてしまいました。

この結果に対して、あなたの心はどのように反応しますか。

次の5つの中から1つ選んでください。

①上司のサポートが足りなかった
②自分に責任がある

③なぜ、できなかったのだろう？
④どうすればうまくいくのだろう？
⑤何をすればいいのだろう？

①は、原因を上司という外的要因にしています。こういう人は、次のチームでリーダーになっても、自分の外側に原因を求めます。自分を顧みることをしないので、「他責的な性質」が変わらず、同じようなことが繰り返される可能性があります。

②は、原因を自分という内的要因にしています。他人のせいにしていない点はよいのですが、これだけだと自分に自信を失い、「自分はやっぱりダメなんだ」と沈み込んだり、「辞めます」と極端な行動に走ったりすることもあります。

③は、「なぜ、できなかったのか」と自分の思考や行動を振り返る姿勢です。ただし、過去に意識が向いています。実は、これでは答えは出ないのです。なぜなら、それがわかっていれば失敗などしないからです。過去をいくらほじくり返しても、起こってしまった出来事を変えることはできません。

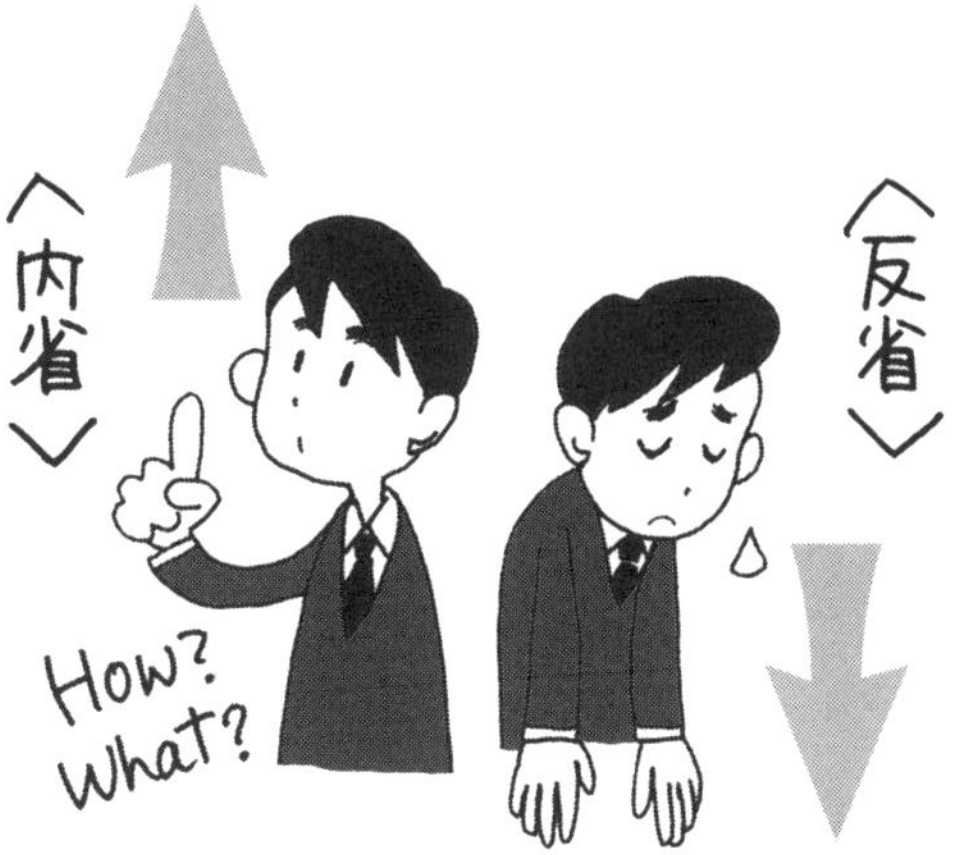

④は、「どうすれば〜」という問いかけです。英語でいえば「How」です。

③の「なぜ?」が原因志向だとすれば、④の「どうすれば?」は解決志向です。変えられない過去ではなく、これからの未来に目が向いています。未来の行動は、自分で変えることができます。行動が変われば、結果はおのずと変わってきます。

⑤も、「何をすれば〜」と問いかけています。英語でいえば「What」です。

これも④と同様に解決志向、未来志向のスタンスです。行動変容が起こりやすく、結果が変わる可能性が高いでしょう。

失敗したときや、物事がうまくいかなかったとき、「なぜ失敗したのか」「どうしてうまくいかなかったのか」とその原因や理由を追求し、改善していこうとすること。これを「反省」といいます。

反省は大事ですが、なんとなく懺悔的なニュアンスが漂い、客観的な自己認識が深まるとは言い難い面があります。

一方、失敗やミスも、起きた出来事としてフラットにとらえ、今後同じようなことが起こったときに、どのように対処したらよいかを考える。これを「内省」といいます。

内省は未来志向であり、問題よりも解決に焦点を当てています。内省は、新たな気づきをもたらし、次の行動に生かしていくことができます。

反省よりも内省を——過去ではなく、未来に問いかけてください。

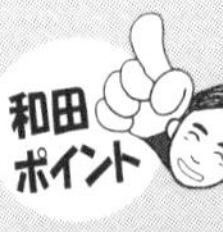

内省は、新たな気づきをもたらし、次の行動に変化をもたらす

Chapter 4

セルフコントロール

セルフコントロールとは、自分の感情・欲求・行動を抑制することです。

そのためには、環境や脳の理性的な機能が作動しやすい生理的な状況を整えることが大切です。セルフコントロール力を高めることで、自分の殻を自分で破る足場を固めましょう。

このChapter4では、セルフコントロール力を高める7つのメソッドを紹介します。

セルフコントロールメソッド

22 我慢を仕分けする

あなたは毎日の生活で、我慢をしていることがありますか?

日本では「我慢は美徳」とされてきたこともあり、我慢できない人はセルフコントロールする力が弱いと思われています。

しかし、何でもかんでも我慢することは、美徳でも何でもありません。我慢をするということは、自分の中の「我慢コップ」に水をためていくようなものです。どこかで我慢という水を抜いてやらないと、やがてあふれてしまいます。我慢に我慢を重ねても、よいことはひとつもないのです。

そこで提案したいのが「我慢の仕分け」です。

まず、あなたが「我慢していること」をすべてリストアップしましょう。

たとえば、こんなことが挙げられるとします。

我慢していること

・満員の通勤電車
・部屋が散らかっている
・健康のためにダイエットをしている
・有給休暇が取りにくい
・資格試験の勉強
・パワハラを受けている
・ムダとしか思えない残業が多い
・仕事部屋が暑い

ここから「我慢の仕分け」をします。
基準は、「我慢する価値がある」か、「我慢する価値がない」か、だけです。
では、仕分けの例を示してみます。

我慢する価値があるもの

・健康のためにダイエットをしている
↓健康というメリットを得られるのは、大きな価値がある。

・資格試験の勉強
↓将来のための投資。自分のセカンドキャリアを築くうえで必要。

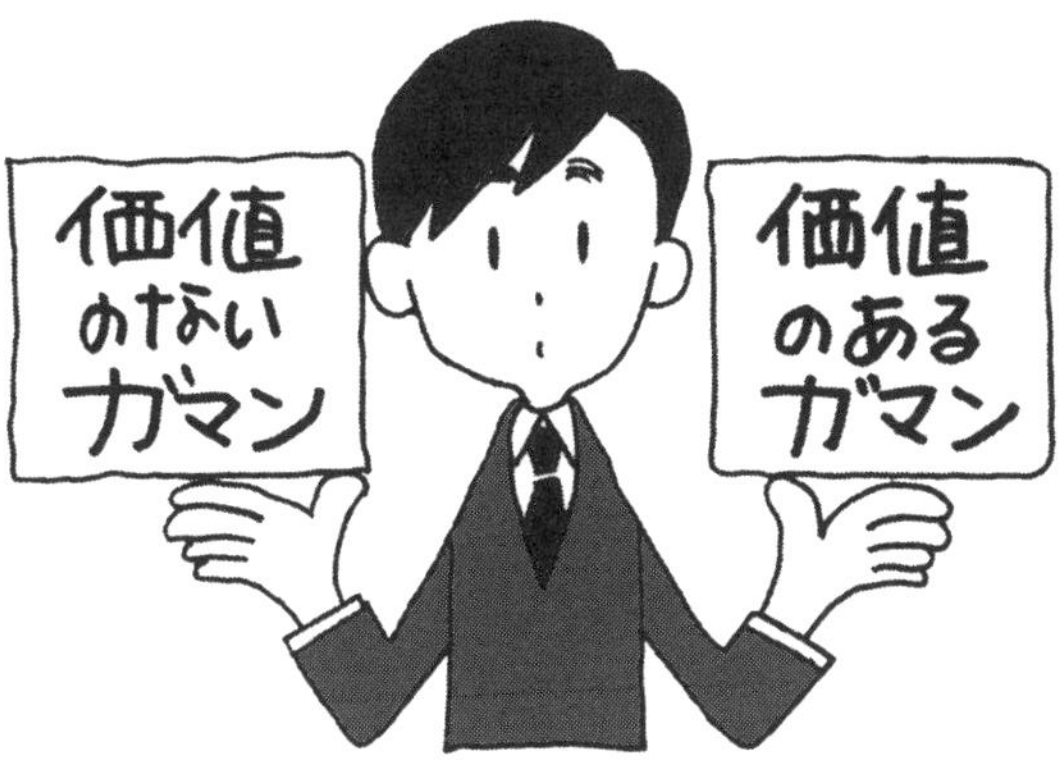

我慢する価値がないもの

・満員の通勤電車
↓まだ混雑していない早い時間に電車に乗る。始業までの時間は、会社の近くのカフェで仕事の準備をする。
・部屋が散らかっている
↓片づけを実行する。やれば解決する問題。
・有給休暇が取りにくい
↓休暇を取得する。有給休暇の取得率向上は社会的な課題でもある。
・パワハラを受けている
↓社内や公共機関の相談窓口で相談する。パワハラは法的にも規制されている。我慢する必要はまったくない。

・ムダとしか思えない残業が多い
↓ムダだと思っているならさっさとやめて帰宅する。長時間労働は心身の健康にもよくない。
・仕事部屋が暑い
↓エアコンを掃除するか、買い替える。

このように我慢の仕分けをして、我慢する価値のないものについては我慢することをやめます。そうすれば、あなたのストレスはぐっと軽くなり、コントロールすべき対象に、あなたのセルフコントロール力を集中することができるのです。

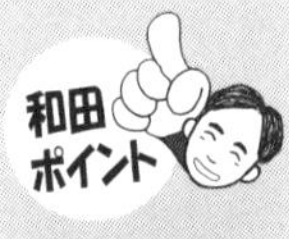

価値のない我慢をすぐに止めると、セルフコントロール力がアップする

セルフコントロールメソッド

23 本当の欲求をパワーアップする

セルフコントロール力は、自分の「欲求」を制御できるかどうかにかかっています。

ひと言で欲求といっても、じつは大きく2種類の欲求に分けられます。「一時的な欲求」と「本当の欲求」です。

一時的な欲求は、短期的な欲求で、感情がベースになっています。「食べたい」「○○が欲しい」「遊びたい」などです。

これらの欲求は、満たそうと思えば短時間で満たすことができます。食べたいと思えば食べる、遊びたいと思えば遊ぶ、欲しいものを買うなどです。

一方、本当の欲求は、中長期的な欲求で、理性をベースとしています。

「夢を実現する」「健康になる」「成功する」などです。

これらの欲求は、すぐさま満たされるわけではありません。満たされるまでに時間がかかり、しかも必ず満たされるという保証はありません。


人間は易きに流されがちです。満たされるまでに時間がかかる欲求よりも、すぐに満たされる欲求があると、そちらを優先してしまいます。

こうして一時的な欲求を、文字どおり「一時的に」満たすことで満足してしまい、本当の欲求を満たせなくなるのです。

あなたはそれでもいいと思いますか？


もし、本当の欲求を満たしたいと思ったら、一時的な欲求をなくす努力をするよりも本当の欲求をパワーアップする方にエネルギーを注いだ方がいいでしょう。

本当の欲求を強めれば強めるほど、一時的な欲求は力を弱め、影響力を失うからです。

では、本当の欲求をパワーアップするためにどうするか、です。

それには、意識と無意識の２つのアプローチがあります。

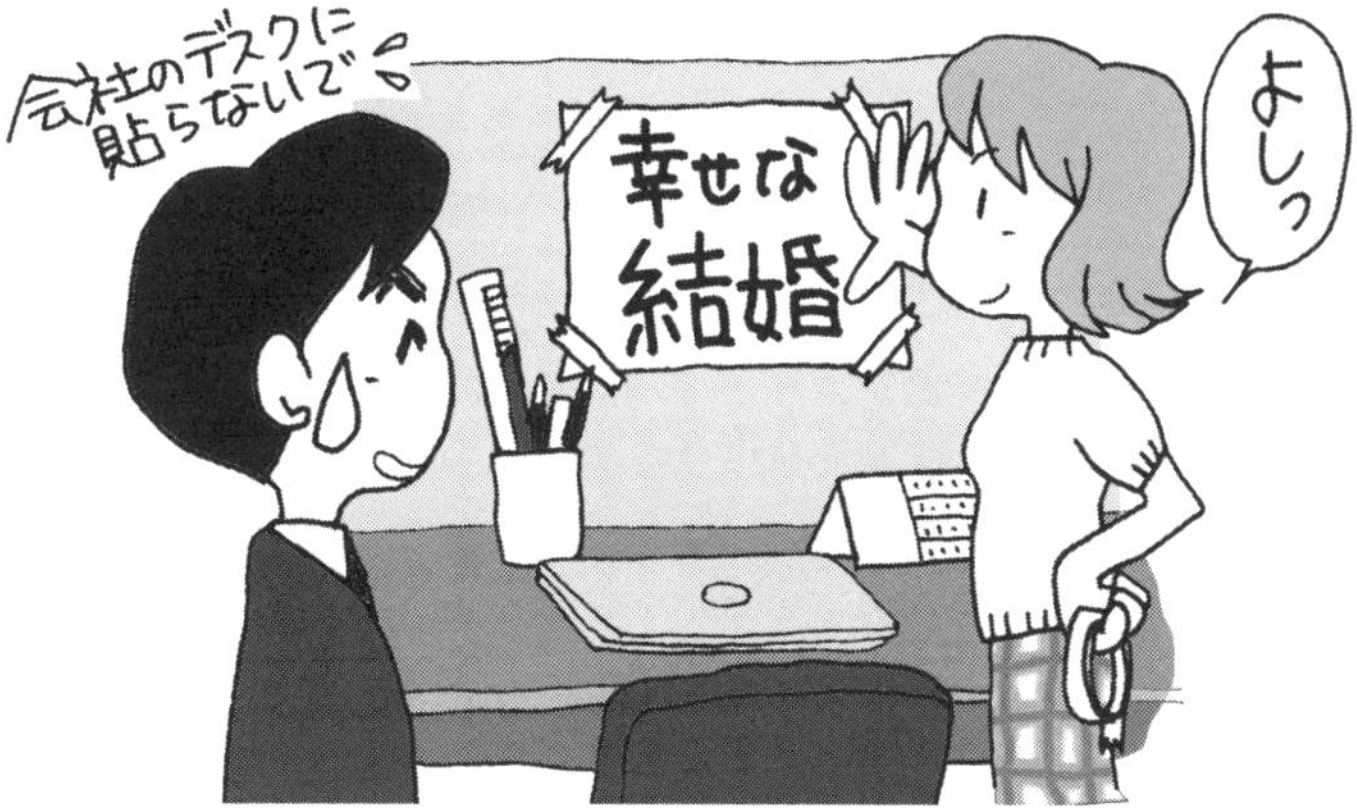
会社のデスクに貼らないで
幸せな結婚
よしっ

まず、意識からのアプローチです。

本当の欲求は満たすまでに時間がかかるので、目の前の仕事や生活に振り回されていると、いつの間にか頭の隅に追いやられ、忘れてしまいます。

そこで、常に意識しておけるような工夫が必要なのです。

そのためには、視覚に訴えることが最も効果的です。あなたの本当の欲求、夢や目標を言葉にして、いつも見る手帳にメモしておいたり、紙に書いて机の前に貼っておくなどです。SNSをやっている人なら、SNSに書き込むのもよいでしょう。

もう1つは、無意識からのアプローチです。

これには、セロトニンという脳内物質が関わっています。「メソッド12　幸せホルモンで心をケアする」でセロトニンとそれを増やす方法について説明しています。

セロトニンが不足すると、脳はストレスを感じ、一時的な欲求を満たしたいという方向に向かいます。逆に、セロトニンの分泌が増えると気持ちが安定して、本当の欲求に目を向けやすくなるのです。

「メソッド12」をもう一度読んで、セロトニンを増やして無意識を味方につけましょう。


意識と無意識、この両面作戦であなたの本当の欲求をパワーアップすれば、夢や目標の実現に向かって力強く進んでいけます。

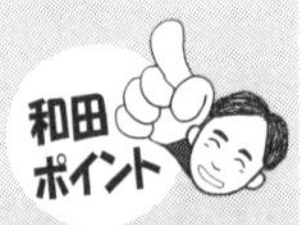

本当の欲求をパワーアップすれば、一時的な欲求は無力化する

24

セルフコントロールメソッド

ABCモデルで刺激と報酬を変える

満足できない現状があるなら、行動を変えなければなりません。しかし、行動だけに焦点を当てても、現在の行動はなかなか変えられません。

たとえば、あなたが「毎日夜更かしをして睡眠不足が続いているから早寝早起きに改めたい」と思っても、それだけでは夜更かしはやめられないものです。なぜなら、あなたが夜更かしをしてしまうのには、それなりの理由があるからです。

そこで、行動を変えたいと思っている人に、「ABCモデル」という行動療法で使われている手法をご紹介します。

これは、行動（Behavior）には、先行条件（Antecedent）と結果（Consequence）が伴うという理論で、先行条件（A）↓行動（B）↓結果（C）の流れの順の頭文字を取ってABCモデルと呼んでいます。

表1　刺激と報酬を考える（ABCモデル）

先行条件（Antecedent）	行動（Behavior）	結果（Consequence）
・考えごと（寝る前に1日の反省をする） ・You Tube（登録チャンネルの更新） ・テレビ（録画が溜まっている） ・スマホ（SNS・ゲーム・ニュース等） ・勉強（資格試験の受験日が近い） ・本（読みかけの小説が目に入った） ・飲酒（飲みに誘われることが多い） ・家族のこと（子供の寝つきが悪い等） ・睡眠負債のリスクが理解できていない ・分断睡眠に問題がないと考えている ・睡眠不足を認識していない	**睡眠不足（夜更かし）**	**■マイナス面（中・長期）** ・がん、心臓の病気 ・精神疾患（うつ病 等） ・生活習慣病 ・認知、判断機能低下 ・感情の制御機能低下 ・日中の眠気・体調不良 ・パフォーマンス低下 ・欠勤 **■プラス面（短期）** ・楽しい（SNS） ・興奮する（スポーツ中継） ・達成感がある（ゲーム）

表1のように、睡眠不足という行動（B）には、それを引き起こすさまざまな先行条件（A）があります。まずはあなたが夜更かしをしてしまう原因や理由をリストアップしてみましょう。たとえば、「夜スマホゲームがやめられなくなる」とか「飲み会に誘われることが多い」などです。

次に、夜更かしが続いて睡眠不足に陥ったことで、どんな結果がもたらされるのかをリストアップします。「日中眠くなってパフォーマンスが下がる」「体調不良になる」「生活習慣病のリスクが高まる」などです。

マイナス面だけとは限りません。夜更かしするプラス面もあります。「スマホゲームでクリアしたら達成感がある」とか「飲

表2　刺激と報酬を変える(ABCモデル)

先行条件(Antecedent)	行動(Behavior)	結果(Consequence)
●睡眠の阻害要因を取り除く ・考えごとをしないため本を読む ・22時にスマホの電源を切る ・YouTube の番組登録を外す ・TV番組は録画して週末みる ・勉強は就寝前1時間と起床後にする ・飲み会にいかないと宣言する ●睡眠を正しく理解する ・寝だめはできない ・分断睡眠は睡眠の構造を崩す ・日中の気分、体調、眠気を振り返る	睡眠不足 (夜更かし) ↓ ・睡眠技術の獲得 ・睡眠改善行動	・睡眠改善行動の記録 ・報酬の獲得 ※スマホアプリを活用する

み会で仲間と話ができて楽しい」などです。

夜更かしのプラス面とマイナス面を比べてみて、プラス面のほうが大きいとあなたが感じているならば、夜更かしという行動を変えることは難しいでしょう。

しかし、「夜更かしはプラス面もあるが、マイナス面のほうが大きい。やっぱり夜更かしはやめて、睡眠不足にならないようにしたい」というのであれば、夜更かしという行動を変えるだけでなく、その先行条件を変えていく必要があるのです。

表2のように、夜更かしに結びついていた行動や考え方のところから、変えていきます。「22時になったらスマホの電源を切る」「飲み会にはいかないと同僚に伝え

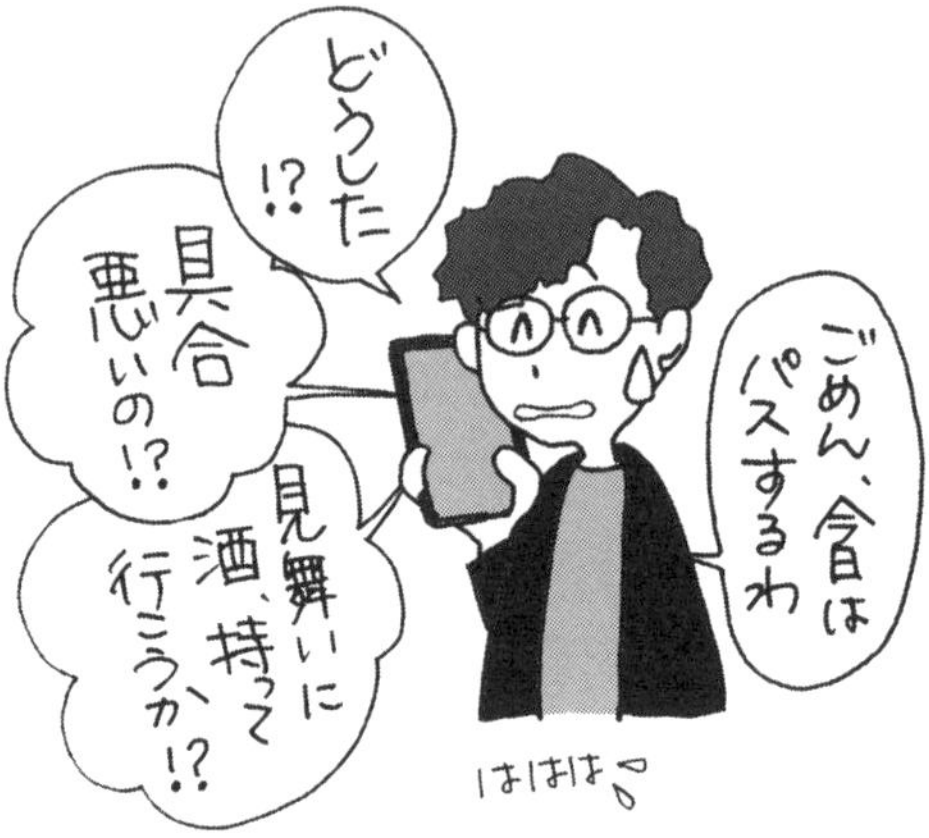
ごめん、今日はパスするわ
どうした!?
具合悪いの!?
見舞いに酒、持って行こうか!?
ははは

る」などです。

こうして夜更かしを誘発する先行条件を一つひとつ変えていけば、夜更かしという行動から睡眠改善の行動へと変わりやすくなります。

さらに、結果のところにもひと工夫加えます。

夜更かしにはプラス面もありました。夜更かしをやめることで、確かにマイナス面は解消に向かいますが、これにはある程度の時間が必要です。

そこで、夜更かしをやめることで早めに得られるプラス面を新たに加えるのです。たとえば、「睡眠改善ができたら自分に何かご褒美を与える」というようなこと。あるいは、「月に2回だけは飲み会を解禁する」でも結構です。

睡眠管理のスマホアプリを活用すれば、自分の睡眠時間が記録されますし、それをSNSに投稿すると「いいね！」と励ましてくれたりします。これだけでも励みになり、よい睡眠を続けようと思うものです。

夜更かしに限らず、たばこや深酒など「これはやめたいのだけれど、やめられない」という行動があれば、ABCモデルを試してみてください。

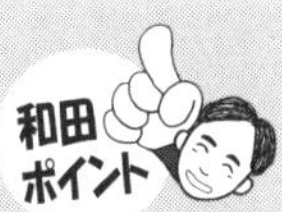

先行条件と報酬を変えれば、やっかいな問題行動を制御できる

25

セルフコントロールメソッド

1日を構造化する

あなたは、自分のパフォーマンスを最も高める一日の時間の使い方を意識していますか？

「好きこそものの上手なれ」で、好きな時間に好きなことをするのが一番よいと思っているかもしれませんが、そのやり方では必ずしもあなたの能力を最大限に引き出していない可能性があります。

というのは、人間のからだは時間帯によって得意なことが変わるからです。その特性に合わせて私たちの行動を選んだほうが、自分のパフォーマンスを上げるためにはよいのです。

たとえば、午前中は頭を使うことに適しています。脳の覚醒度が最も高いのは午前中だからです。

したがって、考える仕事、頭を使う仕事は、午前中に充てたほうが効果的です。集中力、決断力、想像力なども冴えるので、大事なことを決める会議なども午前中に行うのがよいのです。

午前中の脳の覚醒度をさらに高めるには、メソッド12で紹介したセロトニンの分泌を促すことが必須です。ほかにも、毎日同じ時間に起きることで、脳は覚醒しやすくなります。さらに、同じ時間に朝食をとれば、朝食の1時間前から消化器の動きが活発になり、目覚めやすくなります。

午前中は脳にとってベストな状態をつくり、脳を最大限働かせることをおすすめします。

一方、午後はからだを動かすことに適しています。なぜなら、午前中より体温が高いからです。

したがって、外回りの営業、社内なら手作業中心の入力作業や資料づくり、整理や整頓などの仕事が向いています。また、会議や打ち合わせなど、人と話すことも適しています。

午後2時〜4時は、生体リズムの影響で、小さい眠気の波がやってきます。午後の眠気を何とかしたい人は、いつも眠くなる時間の前に、15〜20分程度の短い昼寝（仮眠）をして眠気を解消する方法があります。これは「パワーナップ（積極的仮眠）」と呼ばれています。パワーナップは、午後の眠気解消だけでなく、ストレス軽減、脳の疲労回復などに効果があり、午後のパフォーマンスを高めます。

夜はリラックスタイムです。自律神経は交感神経から副交感神経へ、つまり緊張からリラックスのほうに切り替わります。

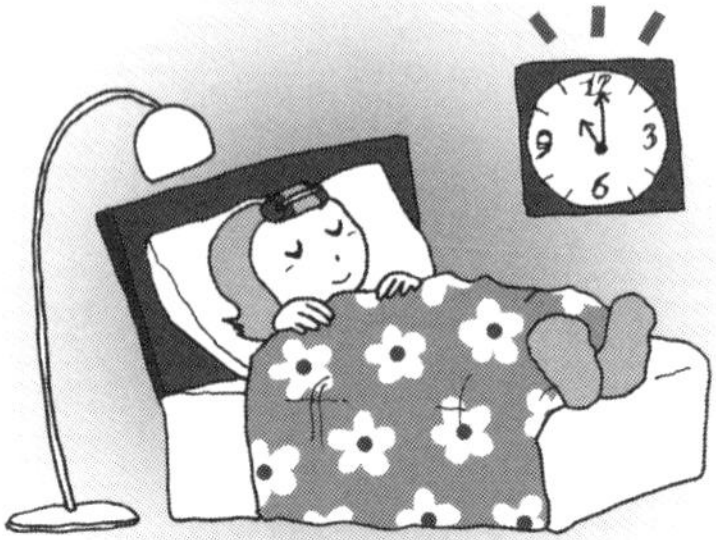

昼間は心身ともに活動してきたので、夜は家族との対話、夕食や趣味を楽しむなど、ゆっくりと休む時間に充てて、心身の疲れを解消させなければなりません。

そして、翌朝のすっきりした覚醒に切り替えるために、次の3点に留意してください。

1つは、就寝の3時間前までに夕食をすませること。睡眠の質を上げるためには、胃の中にあるものが消化されている状態で眠りに入るほうがよいからです。

2つめは、就寝の1時間半前には入浴をすませることです。人は深部体温が下がっていくときにスムーズに眠りに入ります。入浴すると一時的に体温が上がりますが、その後、上昇した体温が下がっていくので、眠りやすくなるのです。そのベストタイミングが風呂から出た1時間半後なのです。

3つめは、同じ時刻に就寝することです。いつも同じ時間に寝て、同じ時間に起きれば、睡眠と覚醒のリズムが整って、翌朝から脳がしっかり機能するようになります。

以上のように、午前、午後、夜と一日を3つに分けて、それぞれ何をする時間かを決める――これを「構造化」といいます。一日を構造化すると、毎日の行動が習慣化されます。習慣の力はとても大きく、余計な欲求が入り込んでくる余地を与えません。つまりセルフコントロール力を高めるのです。

午前、午後、夜の行動パターンを決めて習慣化し、セルフコントロール力を高めましょう。

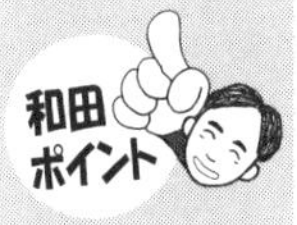

一日を構造化し、生活が習慣化されると、余計な欲求が生まれなくなる

26

セルフコントロールメソッド

思いやる心で行動を制御する

車にはアクセルとブレーキがあります。

アクセルがなければ、車を動かすことはできません。ブレーキがなければ、動き出した車を制御することができず、たちまちどこかに衝突してしまいます。

車にはアクセルとブレーキ、その両方が必要です。両者のバランスを取り、うまくコントロールすることで、車を自由自在に動かすことができるのです。

人間の心をアクセルとブレーキに例えれば、欲求や衝動がアクセルで、自分や家族を思いやる心がブレーキです。両者のバランスを取り、欲求を行動のエネルギーにしながらも、思いやる心で制御し、自分をコントロールしていく必要があります。

心のブレーキ役を果たす「思いやる心」。そのパワーを高めるには次の3つの観点が大切です。

1　自分を大切にする

自分を大切にしている人は、衝動や短絡的な欲求に負けません。衝動に身を任せてしまうことは、ブレーキのない車を運転するようなもの。わが身を破壊することをよく知っているからです。

本書のChapter1とChapter2が自分を大切にするメソッドです。ぜひ実践してください。

2　大切な人の気持ちを想像する

欲求に負けそうになったとき、あなたが大切に思う人、あなたを大切に思ってくれている人の顔を思い浮かべてみましょう。「家族は心配するだろうな」「パートナーはがっかりしないだろうか」――そんな想像力を持つと、制御するパワーが生まれます。

3　自分を心配してくれる人に協力してもらう

自分一人の力ではコントロールするのが大変なときは、身近にいる人に協力してもらいましょう。たとえば、医者から止められているのについ飲みにいってしまう人は、「今、お酒を控えないといけないから、当面の間は飲みに誘わないで」と飲み仲間に頼んでおくなどです。

1つのケースをご紹介します。

ある父親からこんな相談を受けました。「小学6年生の息子が一日中ゲームばかりして困っている」というのです。あまりにも度を越しているのでゲームを取り上げようとすると、「じゃあ学校に行かない」とふてくされてしまう。

そこで両親と子どもで話し合いの場を持ってもらいました。そのとき、子どもにこんなことをいわれたそうです。

「お父さんだって、夜はずっとスポーツ中継を見て、ずっとお酒を飲んでいるじゃないか。自分は好きなだけテレビを見て、好きなだけお酒を飲んでいるのに、子どもにだけ好きなことをやめさせるのはおかしいじゃないか」

子どもはなかなか痛いところを突いてきます。さらにこんなこともいいました。

「お父さんわかっているの？　お酒ばっかり飲んでいるから、お母さんはとても心配してるんだよ」

この言葉が、父親の胸に突き刺さりました。そして父親はこんな決意をしたのです。

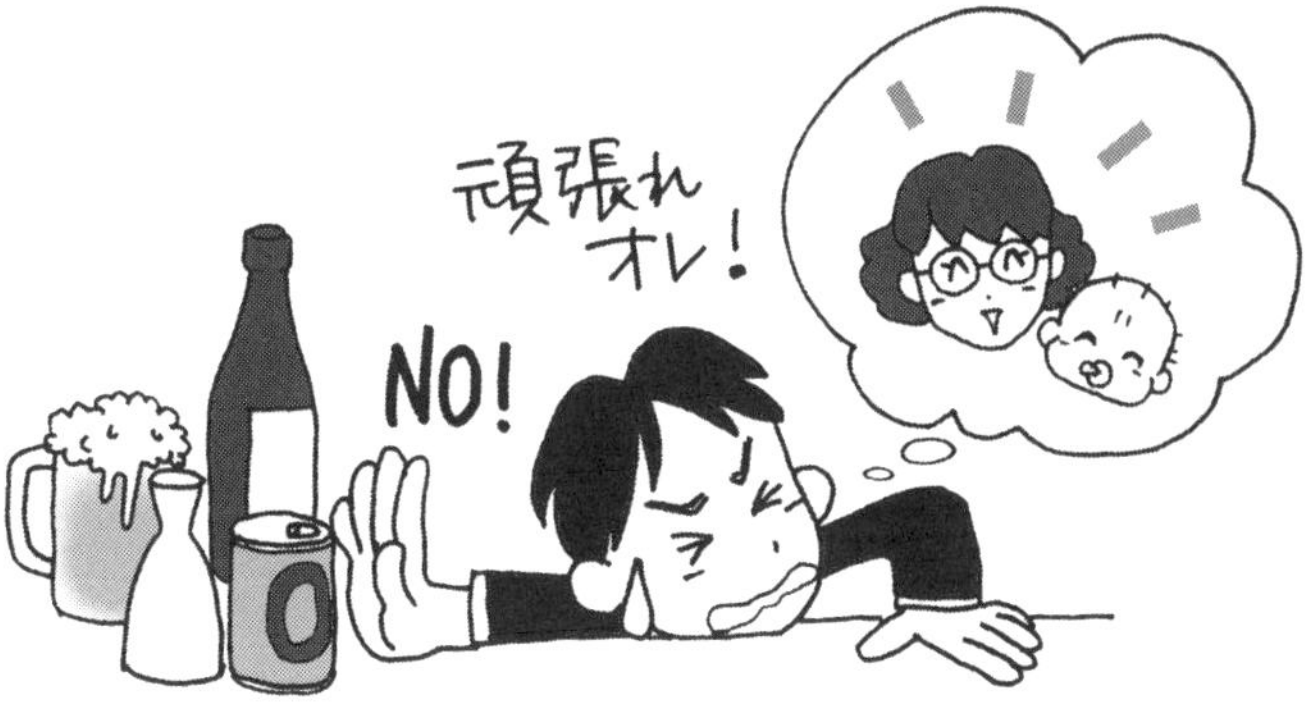

「わかった。じゃあお父さんは1か月間、お酒をやめる。その代わり、おまえも一日のゲームの時間を○○分以内にしてくれるか？」
「いいよ。でも1か月以内にお酒を飲んだら、僕もゲームをしまくるからね」

この父親は、社会人になってからほとんど1日もお酒を欠かしたことのない人でした。1か月もお酒を断つなど考えられないことでした。

でも、子どもと約束をしたのです。自分が約束を守らなければ、子どもに無制限にゲームをすることを許してしまうことになる。それだけでなく、思春期の子どもに「約束を守れない大人」の姿を見せることになります。子どもの将来にどんな悪影響を及ぼすかわかりません。

そして、父親は「妻と子は自分の健康を心配してくれているのだということが、ひしひしと伝わってきた」といいます。家族のためにも、自分はお酒をコントロールしなければならない。それは結局は、自分の健康のため、自分を大事にすることにつながっている……、と気づいたそうです。

こうして、この父親は毎晩気の赴くままに好きなだけお酒を飲むという習慣を断ち切り、自分の欲求をコントロールできるようになったのです。

「思いやる心」のパワーは強力です。

自分を思いやること。家族を思いやること。大切な人を思いやること。それらがあなたの心にブレーキをかけ、あなたのパワーがよい方向に最大限発揮されることを後押ししてくれます。

欲求や衝動のブレーキになるのは、大切な人を思いやる気持ちである

セルフコントロールメソッド

27 環境とやる気を条件づける

2020年以降、テレワークの導入が一気に進みました。その反応は人によってさまざまです。

「とても仕事がはかどる」という人もいれば、「自宅で一人でいると仕事をする気になれません」とグチる人もいます。それぞれのタイプによって異なるのです。

自分はどういう場所でやる気や集中力が高まるのか、上手にセルフコントロールするには、自分のタイプを理解しておくことが重要です。

ここであなたに質問です。

次の7つの場所で仕事をするとしたら、あなたのパフォーマンスを最も上げるのはどこですか？　1～7位まで順位をつけてください。

①オフィス
②サテライトオフィス
③自宅
④近所の喫茶店
⑤おしゃれなカフェ
⑥ビジネスホテル
⑦リゾートホテル

①や②が上位にきた人は「集団型」です。周りに誰か人がいたほうがやる気が高まるタイプです。なので、在宅勤務やホテルの部屋で一人で仕事をするのは苦手です。

③や④⑥が上位にきた人は「個人型」です。一人でいるほうが集中力が高まり、仕事がしやすいというタイプです。周りに人がいると、声をかけられて仕事が中断したり、余計な情報が入ってきたりすることを嫌います。

⑤や⑦が上位にきた人は「非日常型」です。おしゃれなカフェやリゾートなど、日常とは違った環境に身を置くことで、やる気が出るタイプです。日常そのものの自宅ではやる気になれず、毎日同じ職場で仕事をするというのも、あまり乗り気がしません。

〈ボクが一番集中できるところ〉

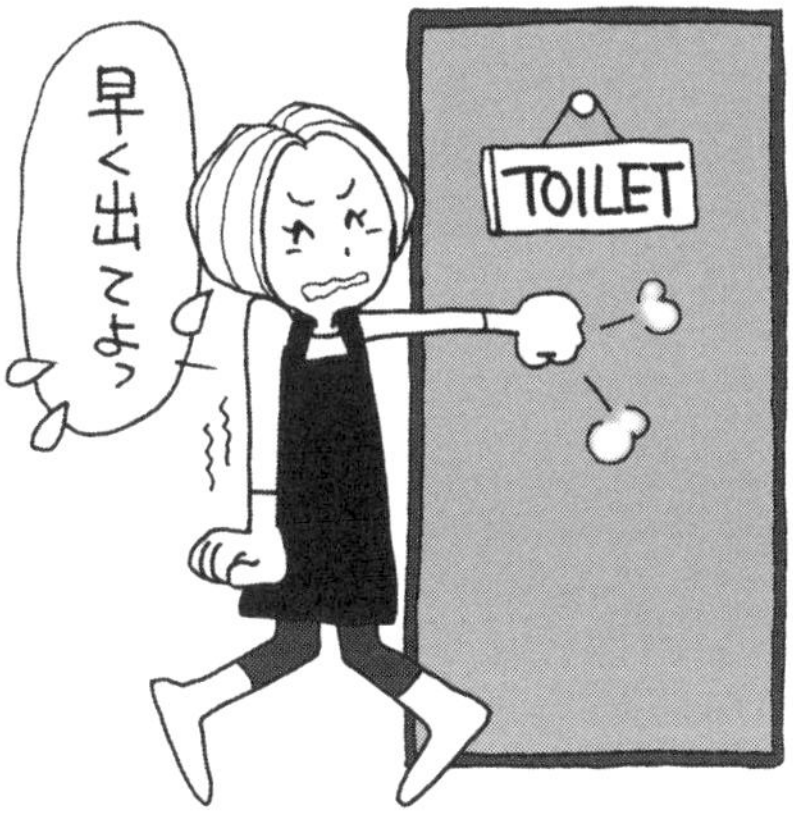

セルフコントロール力は、場所によってある程度左右されます。
やる気が高まる場所にいれば、ほかのことにあまり影響されず、やるべきことに集中できます。一方、やる気の出ない場所に身を置いていると、仕事以外のことに注意が向いて、それに流されてしまうこともあります。
自分のタイプがわかったら、できるだけやる気を発揮しやすい場所で仕事をして、「環境」と「やる気」を条件づけましょう。そこに行けば自然とやる気が出るようになります。
もちろん会社の事情や職場の方針で、自由に仕事をする場所を決められないかもしれませんが、これからは働き方も多様性が求められる時代です。

出社とテレワークを並行して採用している職場なら、個人型の人はテレワークをメインにし、集団型の人は出社の割合を多くします。非日常型の人で、出張ができる職種であれば、出張時に非日常の空気を感じるところを利用するなどの方法もあります。

各自で工夫して、自分が最もやる気の出る空間でパフォーマンスを発揮してください。

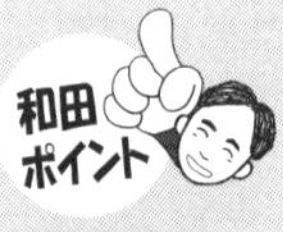

上手なセルフコントロールには、自分に合った「場所」を知っておくことも大事

28 脳の司令塔を鍛える

セルフコントロールメソッド

セルフコントロール力を、脳の機能から見てみましょう。

脳には感情中枢と思考中枢があります。

感情をつかさどるのは「扁桃体」と呼ばれるところです。好悪や快不快といった感情・情動、不安、緊張、恐怖などの反応に密接に関わっています。

思考をつかさどるのは「前頭前野」です。意思や判断、創造、記憶など、人間の精神活動全般を担っています。いわば脳の司令塔です。また、感情や衝動を抑制する機能もあります。感情のアクセルに対して、ブレーキをかけるのが前頭前野です。

前頭前野の機能が低下すると、感情を抑制するブレーキが利かなくなり、セルフコントロール力が下がります。

前頭前野の機能が低下する要因は、過度なストレスや睡眠不足、自信の喪失などが

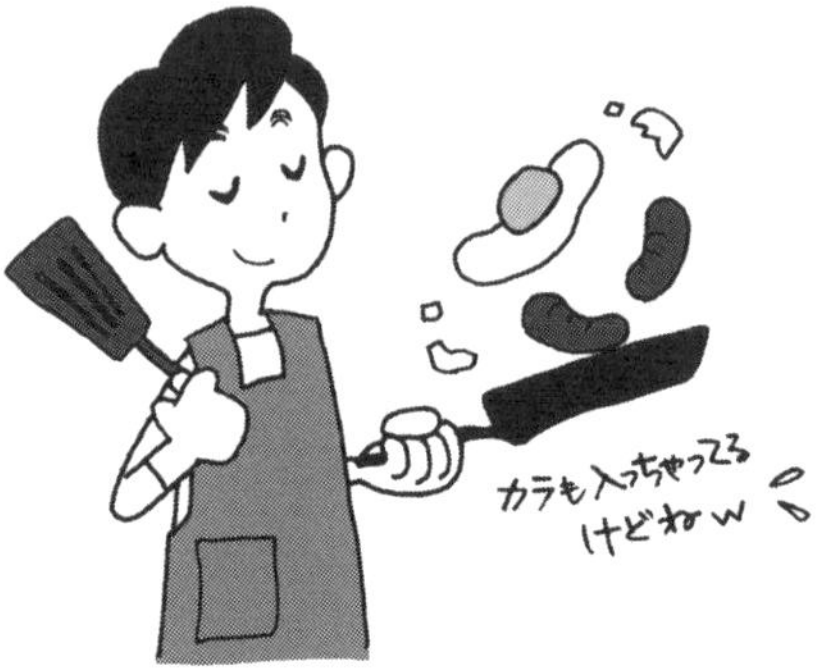
カラも入っちゃってる
けどねw

＜前頭前野活性化中＞

挙げられます。パソコンやスマホの画面をずっと見続けることも、脳を疲労させるので要注意です。

これを防ぐためには、さまざまな面からセルフケアを怠らないようにすることが大切です。セルフケアの具体的なやり方は、Ｃｈａｐｔｅｒ２を参照してください。

ほかにも睡眠をしっかり取ることや、ぼーっとする時間を設けて脳を休ませるのもおすすめです。

これらは、前頭前野の機能を低下させないという「守りの発想」ですが、前頭前野の機能を鍛えて強化するという「攻めの発想」もあります。

前頭前野の機能は、からだを動かすこと、すなわち運動によって鍛えられます。ほかにも料理をするとか、手書きで手紙を書くなど、考えながら手を動かすような作業は前頭前野を活性化させます。

さらに、新しい料理にチャレンジしたり、掃除する場所や方法を工夫すれば前頭前野は活性化しやすくなります。

前頭前野は脳の司令塔です。ここを鍛えることによって、欲求や衝動に負けない脳の状態をつくることができます。

このように、脳の機能というアプローチからも、セルフコントロール力を上げることができるのです。

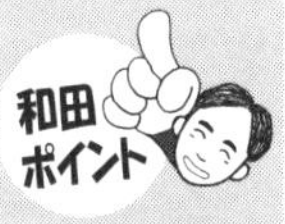

前頭前野に刺激を与えると脳のセルフコントロールシステムが向上する

Chapter 5

自己効力感

自己効力感とは、自分自身の能力や可能性を信じることで、自分の殻を自分で破るための強力な武器になります。

自己効力感を高めるためには、「できた」という体験を持つことのほかに、目標とする人間像や言葉の力、情緒の力を活用することが大切です。

このChapter5では、自己効力感を高める7つのメソッドを紹介します。

29

自己効力感メソッド

目標を小さくする

ここからは心理学者のアルバート・バンデューラ氏が提唱した自己効力感の理論をベースに7つのメソッドを紹介します。

自分の殻を自分で破る——その原動力になるのは目標です。
目標を達成することで、あなたは自分の力で殻を破ることができ、成長した自分を実感することができます。

じつは、目標を達成するのにはコツがあります。
それは、目標をできるだけ小さくして、小さな「できた！」を繰り返すことです。
大きな目標を持つことは大事です。ただ、大きな目標はすぐに達成できません。
一方、小さな目標はすぐに達成できます。すぐにできることですから、結果はそんなに大きなことではありません。

しかし、それでいいのです。大きな目標を掲げて何もしないよりは、結果は小さくても「目標を達成した」ということを実感することが大事なのです。「できた！」という事実が自己効力感を高め、次の目標に向かう活力を与えてくれます。

では、小さな目標はどのように設定すればよいのでしょうか。それは、大きな目標を分解すればよいのです。

大きな目標を達成するためには、その途上でクリアすべきことや、踏むべきステップがいくつかあるはずです。大目標が年間目標だとすれば、これらは月間目標（中目標）に相当します。

この中目標をさらに分解して、日々行うことにまで落とし込みます。

こうして、毎日階段を1段ずつ上がっていくように、小さな目標をつくって日々実行していくのです。

人は、遠い先の未来のことに対して、何か行動を起こすことはあまりありません。これに対して、目の前の、今すぐやるべきことに対しては、行動を起こしやすいものです。

小さな目標とは、目の前にある今すぐにできる目標のことです。着手すれば、必ず実行できます。

そして、目標を達成したら、必ず手帳に書き留めましょう。手帳を開くたびに、クリアした目標が目に入ります。昨日も「できた」。今日も「できた」。これを繰り返していくうちに、「次もできるだろう」というセルフイメージが形成されます。

根拠は不要です。「次もできる」「達成できそうだ」という感覚を持つことが大事なのです。

日本のプロ野球とアメリカの大リーグで活躍したイチロー選手は、日米通算4367安打を放ちました。でも、それは1本のヒットを積み重ねた結果だと彼は言っています。だから1回の打席に集中して臨んだのです。

どんな大記録も、一つひとつの積み重ねによって生まれました。

大きな目標を実現するためにやるべきことは、小さな目標、目の前の今できることに集中して取り組むことです。

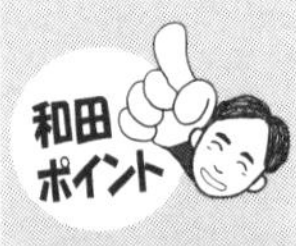

大きな目標を分解して、小さな目標を数多くクリアしよう

30

自己効力感メソッド

3・3・4の法則

目標設定の仕方について、私の例をご紹介します。

私は、2011年にカウンセラー、研修講師として独立しました。その際、毎年10個の目標を考えることにしました。

この10個の目標を、その難易度によって3つのレベルに分類します。

レベル1は、最も難易度の低い目標です。自分が行動を起こしさえすれば、達成できるものです。いわば自分のタスクであり、日常的に行うルーティーンといってもよいでしょう。当たり前のことではありますが、今の自分にできること、当たり前のことを確実に実行していくことが、すべての活動の基本です。

レベル2は、中程度の難易度の目標です。自分の能力より少し高めのところ、がんばれば達成できるという「ストレッチ課題」といわれるものです。今の自分ができるレベルの仕事をこなしているだけでは成長は望めません。少し背伸びが必要な目標を持つことで、自分の可能性を広げることにつながります。

レベル3は、最も難易度の高い目標です。短期間で達成を目指す目標というよりは、中長期的な視野で考える「自分プロジェクト」と呼べるものです。これは1年で達成できるような目標ではないのですが、それでもあえて年内の目標として掲げます。これはとても大事なことですが、理由は後ほど説明します。

この表は、実際に私が掲げた2011年の10の目標です。

目標の割り振りですが、最も難易度の高いレベル3に3個、中難度のレベル2に3個、難易度の低いレベル1に4個、としています。ここから、この方法を「3・3・4の法則」と名づけました。

この10の目標は、毎年すべてクリアしなければならない、というものではありません。実際、私が2011年に達成できたのは、このうちの4つでした。

しかし、私自身はこの結果に大変満足しました。なぜならその前年は、ここに挙げ

3・3・4の法則

レベル	難易度		2011年 目標	結果	達成した年
レベル3	自分プロジェクト 3	1	本を出版する	×	2018年
		2	大学で講師の仕事をする	×	2015年
		3	海外赴任者メンタル支援を現地で行う	×	2013年
レベル2	ストレッチ課題 3	4	自社主催の公開セミナーを実施する	×	2014年
		5	会社員時代の最高年収を超える	×	2012年
		6	企業研修に50回以上出講する	○	
レベル1	タスク 4	7	1週間に1冊本を読む	×	2013年
		8	自社のホームページ制作と毎月の更新	○	
		9	月1回 仕事関係者に起業の挨拶をする	○	
		10	仕事に関連した資格を取得する	○	

ていることは何も実現していなかったからです。それが4つも達成できたのですから、素晴らしい成果です。

できなかったことよりも、できたことに注目する。100点からマイナスにするのではなく、ゼロからどれだけプラスできたかを考える。目標達成は、そんな姿勢で臨むのがコツです。

そして、達成できなかった6つの目標も、翌年以降にすべて達成しました。中には時間がかかった目標もありますが、結果的にはオールクリアできたのです。

なぜできたのか？

その秘訣をお伝えしましょう。

10個の目標の中で、私が最も難しいだろ

うと感じていたのは「本を出版する」でした。成功している人の多くは本を出していま す。独立したばかりの自分が本を出せるのかといえば、おそらく無理でしょう。それはわかっていました。ただ、目標としては掲げておきたかったのです。

これは1年間の目標ですから、毎年書き換えます。引き続き同じ目標を掲げる場合もあれば、新たな目標に差し替えたものもあります。けれども、この「本を出版する」という目標は、毎年変わらず掲げ続けました。

前述したように、レベル3の目標は「自分プロジェクト」です。これを1年間の目標の中に設定し、手帳に書き込んでおくと、いやでも毎日確認することになります。このレベル3の目標を毎日確認しているうちに意識として記憶され、おのずとそれを達成するための行動を起こすようになるのです。

そうすると、ある日突然、この目標を実現するチャンスが訪れます。私の場合、独立して6年ほどたったとき、出版社の方が「本を出しませんか」と声をかけてくれました。

もし、自分の年間目標に「本を出版する」を掲げていなかったら、おそらく「とてもありがたい話ですが、まだその自信がありません。5年後くらいだったらやれると思いますが、まだ今の自分には無理です」と断っていたでしょう。

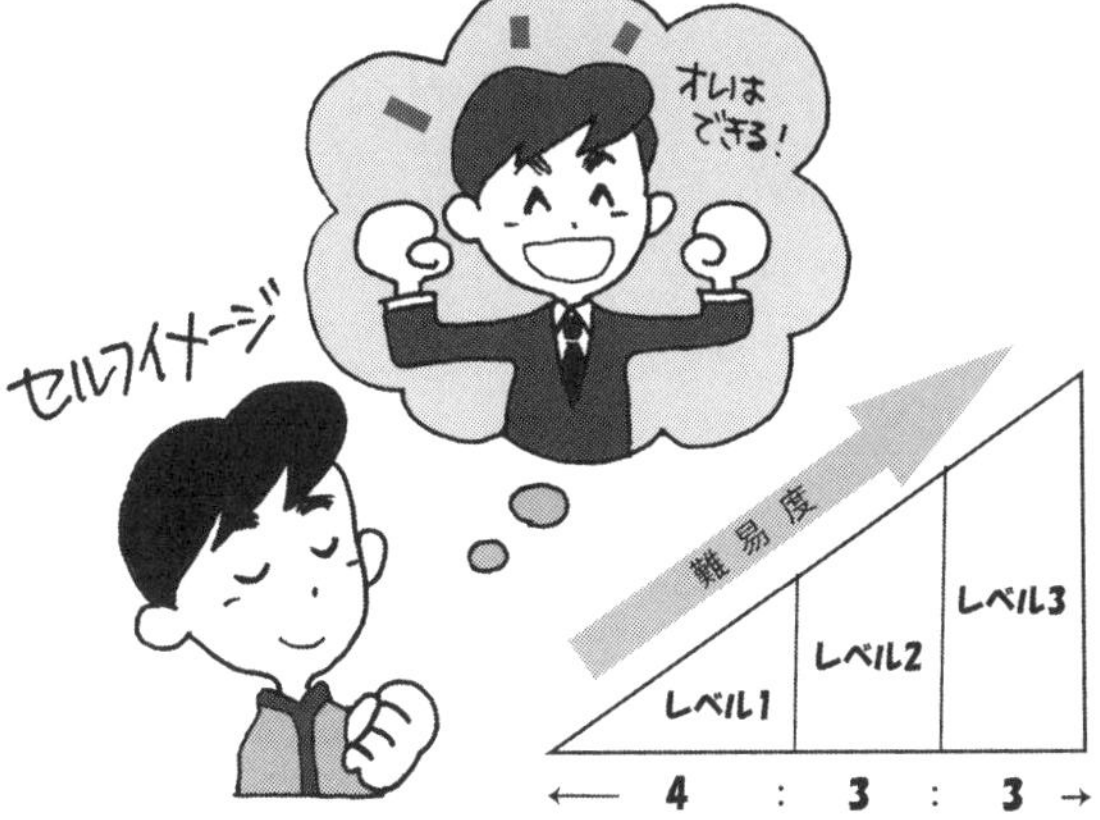

毎年目標に掲げ、手帳に書いて常に意識していた。それが私の日々の行動に影響し、出版社の目に留まったのだと思います。

「本を出しませんか」といわれたときは、率直にいうと「自分にはちょっとハードルが高いかな」という気持ちがありました。でも、「できるかもしれない」という根拠のない自信もありました。２０１１年以来6年間、ずっと掲げてきた自分の目標だったのです。やらないわけにはいきません。

チャンスは誰にでも訪れますが、何度もやってくるわけではありません。

こうして２０１８年に、私は初めて自分の名前で本を出版することができました。

本書は5冊目の本になりますが、「本を出版する」という目標は、２０１１年の「レベル

3」から、現在は「レベル1」に変わっています。

能力のある人が、結果を出すのではありません。「自分にはできる」「自分にもできそうだ」というセルフイメージを持つ人が、結果を出すのです。

自己効力感が高まると、過去のレベル3の目標がレベル2、レベル2の目標がレベル1に感じるようになり、すべての目標が「できそうだ」に変わります。

「3・3・4の法則」は、あなたの殻を破り、「自分にはできる」という自己効力感、セルフイメージを高めるための格好のツールです。私自身の経験がそれを証明しています。

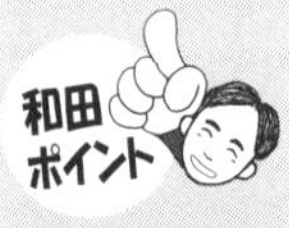

「できる」「できそうだ」という根拠のない感覚、それを持った人が結果を出せる

31 心を逆にする技術

自己効力感メソッド

一生懸命やっているのに、よい結果に結びつかない――そんなことがありませんか?

努力や頑張りが、常に報われるとは限りません。いくら努力しても、その方向が間違っていたら、思うような成果は上がりません。

そんなときに使えるのが「スイッチング技法」です。スイッチング技法とは、現在の思考、現在の感情、現在の行動を、逆にして結果を出すやり方です。

たとえば、部下の実績が全然上がらずに頭を抱えている管理職がいたとします。

どんな指導をしているか聞いてみると、「会うたびに積極的にアドバイスをしたり、励ましています」という答えでした。

「それで部下の行動は変わりましたか」と尋ねると、「いいえ、まったく変わりません」と答えます。

こういうケースで「逆」をやってみるのです。

いくらアドバイスをしても結果が出なかったのだから、相手にアドバイスするのをやめて、逆に「相手の話を聴く」ことに徹してみる。上司から部下への一方通行のアドバイスでは、部下がどんな考えに基づいてどういう行動をしているのかわかりません。

相手の話を聴くことで、相手が置かれている状況や相手の気持ちを理解でき、適切なアドバイスをするための有力な情報を得ることができます。また、部下にとっては、上司が自分の話を聴いてくれることに満足感が得られ、アドバイスを受け入れやすい心境になります。

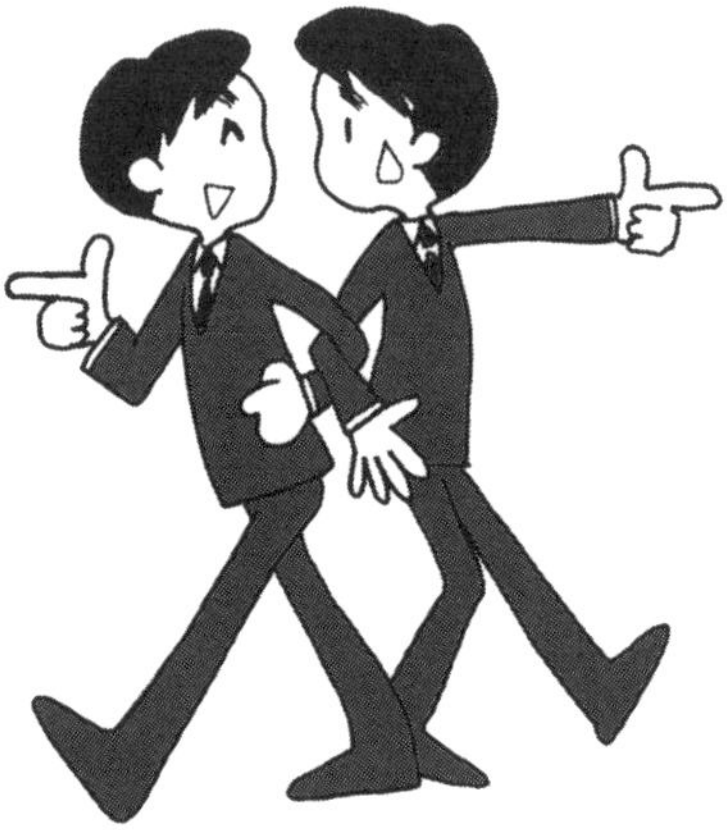

ダメなら逆をやってみる

心を逆にする技術

現在の心(思考・感情・行動)		逆にする	効果
相手にアドバイスをする	→	相手の話を聴く	対人関係が良好になる
最後まであきらめない	→	すぐにあきらめる	「選択と集中」で結果が出る
優柔不断	→	すぐに決める	不安対処力が上がる
貯金している	→	お金を使う(自己投資)	リターンが大きくなる
楽観的	→	悲観的(入念に準備する)	リスク対応力が上がる
機嫌が悪い	→	機嫌をよくする(笑顔)	印象がよくなる
週4日テレワーク	→	週4日出社する	モチベーションが上がる

この場合は、「アドバイスや励まし」をしないで相手の話を聴いたことで人間関係が良好になり、結果的に的確なアドバイスができる土壌をつくることにつながったわけです。

もう1つ例を挙げましょう。

「最後まで決してあきらめない」——スポーツや何かにチャレンジして目標を達成した人によく見られるコメントで、ものごとに向かう望ましい姿勢として多くの人に理解されています。

たしかにあきらめない姿勢は大事です。

ところが、どんなことにでも、何でもかんでも、あきらめないでやろうとする人がいます。

私たちは、仕事をするにしても、生活を

するにしても、いろいろなことを同時並行で行っています。しかし、すべてをあきらめずにやろうとしても、うまくいくはずはないのです。

そういう人に必要なのは、「あきらめること」です。本当に集中すべきこと以外は、あきらめる。すると「選択と集中」によって、本当に集中して取り組むべきことにパワーを注げるようになり、自然と結果が出るようになるのです。

もし、あなたが頑張っているのに結果が出ないと思っているのなら、これまで「よい」と思ってやってきたこと、「正しい」と思って実践してきたことを見直して、「逆」をやってみましょう。それが「自分の殻」を破るきっかけになるはずです。

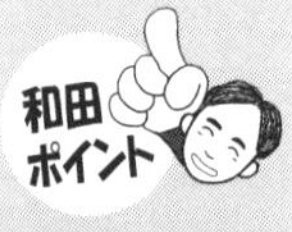

目標達成に向かって頑張っているのに結果が出ないときは、逆をやってみる

32 ロールモデルを完コピする

自己効力感メソッド

「あの人のような生き方をしたい」

「あんな人になりたい」

――そう思える人はいますか?


「いる」という人は、その人物を思い浮かべてください。

「いない」という人は、「自分はこうなりたい」という理想像を考えて、それに近い生き方をしている人物を探してみてください。


ビジネスで成功したい人は、成功者の近くで仕事をすると、成功する確率が高くなります。成功者の様子をよく観察し、その人の言葉や振る舞い、態度などをまねすることで、同じように成功への道を歩むことができるからです。

「まねる」のが、なぜいいのか。その理由は脳の仕組みにあります。

脳の神経細胞には「ミラーニューロン」という、ものをまねたり、共感したりするときに働く細胞があります。人は何かを身につけるとき、人の動きを自分の脳内に映し出して、自分自身がそれを体験しているように感じることで、自分のものにすることができます。人の行動をコピーする役割を担っているのが、ミラーニューロンです。

だから「なりたい人」（これをロールモデルといいます）をよく観察し、その人がやっていることと同じことをする。つまりロールモデルを「完コピ」するのです。

それを続けていれば、あなたもその人のようになれます。

身近にロールモデルがいる場合は、その人からいろいろな経験談を聞くようにします。話を聞きながら、その人の言葉、話し方、話しているときの雰囲気、実際の行動をよく観察します。そして、その言葉、話し方、雰囲気、行動が完全に一致するように、自分も振る舞うのです。

すると、ロールモデルと自分との違いに気づくはずです。ロールモデルにはあって、自分にはないもの。その、自分には足りない言葉、態度、行動をまねします。こ

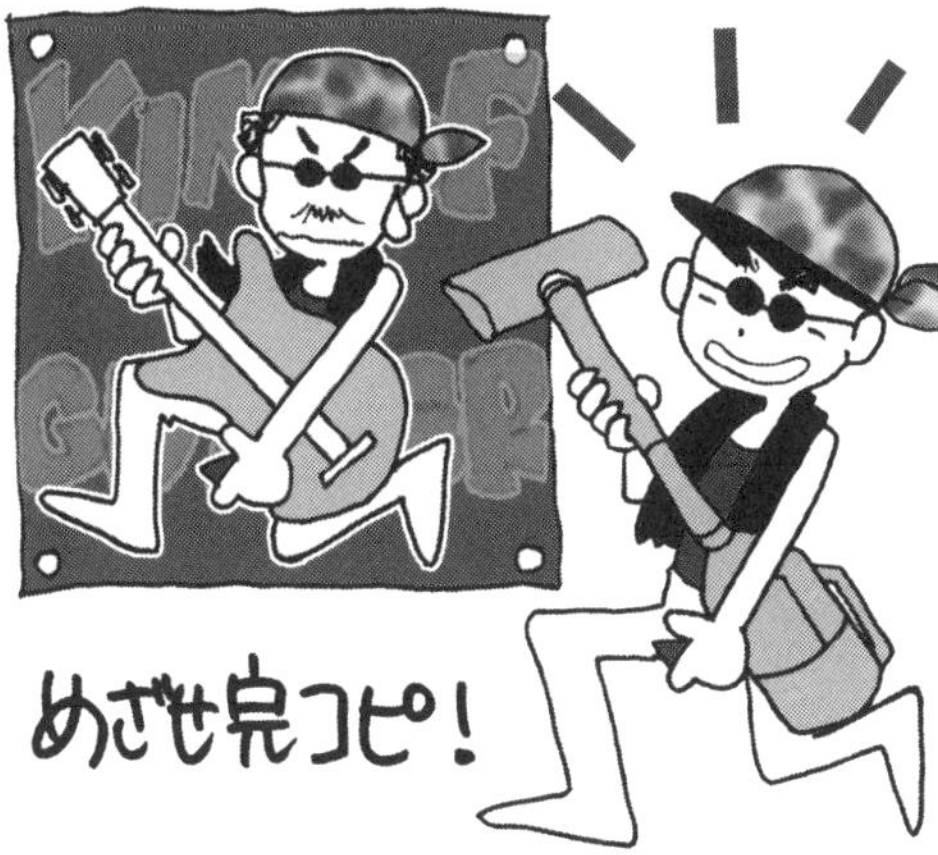

れが「完コピ」です。
身近にロールモデルがいない場合は、メディアで取り上げられている著名人や歴史人物、小説や映画の主人公などでも結構です。
この人たちから直接話を聴くことは難しいので、インタビュー記事を読んだり、その人物を取り上げた動画を視聴したりするとよいでしょう。

このとき注意してほしい点があります。

本気で「あの人のようになりたい」と思うのなら、あなたは本当にあの人と同じ行動をとれますか、ということです。

たとえば、あるビジネスが大ヒットして巨万の富を得たお金持ちがいたとします。

「ああ、自分もあのお金持ちのようになりたい」――本気でそう思うのなら、そのお金持ちと同じように振る舞い、同じような行動ができるはずです。

ところが、多くの人はこういいます。

「いやいや、私はあそこまではやりたくありませんよ」

これだと、そのお金持ちのようにはなれません。

これはロールモデルの選び方が間違っているということになります。あなたが本気でお金持ちにこだわっているのなら、その人と同じ行動がとれるはずです。それができないということは、お金よりも優先したい何かが、あなたの心の中にあるのかもしれません。ロールモデルの完コピは、そんなこともあなたに教えてくれます。


ちなみに、私のロールモデルは、中学以来「ロッキー・バルボア」（映画『ロッキー』の主人公）です。といっても、ボクサーを目指していたわけではありません。ロッキーは、栄光と挫折を繰り返しながら、どんなときでも家族や仲間を大切にし、自分と闘い、自分の殻を破ってきました。


「人生ほど重いパンチはない。どんなに強く打ちのめされても前に進むことが大事なんだ。その先に勝利があるんだ」

私はこれまで多くの挫折を経験してきました。苦しいとき、逃げ出したいときに心の支えとなった『ロッキー・ザ・ファイナル』のワンシーンです。

自分の殻を破る——自分にも「できる」と思えば、人は壁を乗り越えることができます。

陸上競技の男子１００メートルでは、「10秒の壁」が長く日本人選手の前に立ちはだかっていました。ところが、２０１７年、桐生祥秀選手が日本人で初めて９秒９８を記録すると、サニブラウン・ハキーム選手（２０１９年）、小池祐貴選手（２０１９年）、山県亮太選手（２０２１年）と、９秒台を出す選手が続出しました。

「自分にもできる」と思えることは、ものすごいパワーを発揮します。ロールモデルを完コピすれば、あなたも自分の殻を破って望む姿を実現できるはずです。

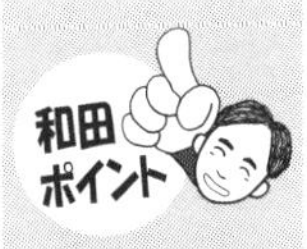

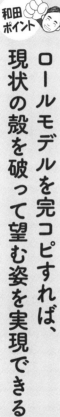

ロールモデルを完コピすれば、現状の殻を破って望む姿を実現できる

33

自己効力感メソッド

言葉のパワーで行動を起こす

言葉は人の心を動かす大きな力を持っています。

何気なくかけてもらったひと言にやる気を喚起されたり、逆に心無い言葉に勇気をくじかれたという経験が、あなたにもあると思います。

言葉は自己効力感とも大きく関わっています。

ここでは、言葉のパワーを味方につけて、「自分はやれる」「自分にもできる」と思えるようになる5つのポイントをご紹介します。

1　否定的、批判的な人に近づかない

あなたに対して否定的・批判的な感情を持っている人は、あなたにマイナスの言葉をかけてくることが多いでしょう。マイナスの言葉をかけられると、自己効力感が下がります。日頃からこういう人には不用意に近づかないほうが賢明です。（メソッド

18「あえて厳しいフィードバックを受ける」場合は除く）

2 身近な人に繰り返し励ましてもらう

家族、友人など、あなたに好感を持ち、肯定的な言葉をかけてくれる人と話すようにしましょう。相手の言葉に対して、「そういわれるととても嬉しい」「やる気が出てきた」「これからも頑張れそう」など、肯定的な言葉を返せば、相手はますます励ましてくれるようになります。

3 「私は〇〇ができる」と手帳に書く

人が話す言葉を「聞く」だけでなく、自分の手を動かして「書く」こと、それを毎日「見る」ことで、言葉のパワーはさらに強化されます。「〇〇ができる」と手帳に書いて、毎日確認しましょう。

4 「具体的説得」を受ける

具体的説得とは、主に上司や先輩などから自分の行動について具体的で建設的なアドバイスを受けることです。自分から上司に尋ねてみましょう。「これができるようになるためには、どうすればいいですか」と。

すると上司は「これを身につけるといい」とか、「君の力なら、ここを改善すればできるようになるよ」などと具体的に話をしてくれると思います。

「こうすれば君にもできる」という具体的なアドバイスを得ることによって、「自分にもできる」という自己効力感が高まります。

5 「抽象的説得」を受ける

抽象的説得とは、明確な根拠を示すことなく、「できる」といわれることです。これは「師匠」や「その道のプロ」にいわれると効果があります。

「できる」といわれたら、それ以上尋ねないのがコツです。理由は必要ありません。むしろ、その理由を自分で探求していくうちに自ずとできるようになっている、そういうものです。

じつは、研修講師を始めたばかりの頃の私は、話すことに苦手意識を持っていました。初めて大人数の前で研修をしたときは、緊張して自分が何を話したのか、まったく覚えていないくらいでした。

「自分にはこの仕事は向いていないな」――と私は完全に自信を失いました。

ところが、後ろの席で私の研修を「プロ中のプロ」と呼ばれているある講師が聞いていたことを研修後に知りました。

「講師を始めたばかりで、お恥ずかしい研修をお見せしてしまいました」

と話しかけたところ、「プロ中のプロ」の講師がこういいました。

「まあ、今はそうかもしれません。でも、あなたは、いずれ私より多くの研修を依頼される講師になると思います。」

私は驚いてこう問い返しました。

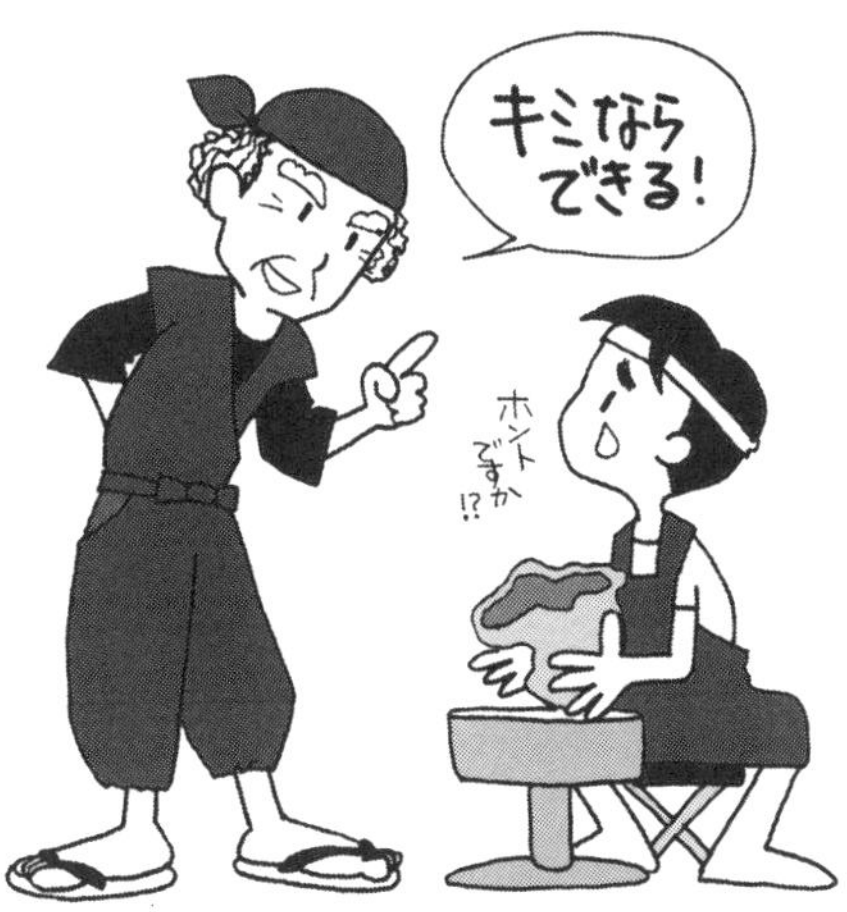

「抽象的説得」を受ける

「えっ？　どうしてですか？」

するとひと言、

「見ればわかります」

とだけ答えて、次の仕事のために去っていかれました。

あれから十数年、私は年間最大300回の講演、研修をするようになりました。

あのときの出会いがなかったら、「見ればわかります」という言葉をかけられなかったら、私は今、講演や研修の仕事をしていなかったかもしれません。

私のどこがよかったのか、「プロ中のプロ」はそれを教えてくれませんでした。だからこそ、私はそれを探し求めながら、この仕事を続けてきたように思います。それが深いところで自己効力感の源泉になっていたのです。

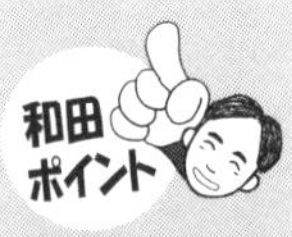

「できる」といわれたら、その理由は自分で探求することが大事

34

自己効力感メソッド

眠っている力を覚醒する

「自分はやれる」「自分にもできる」と思えるかどうかは、そのときの感情や生理的な状態にも左右されます。

大事なプレゼンテーションを前にして、過度に緊張してしまったり、体調がすぐれないといった場合、「うまくしゃべれないんじゃないか」と不安感が増します。

気持ちが安定しリラックスしている、体調もスッキリして万全である。そんなときは、「うまくできるだろう」という気持ちになります。

自分に自信を持つとか、自己効力感を高めるためには、体調を整えたり、気分を盛り上げたりすることが案外大事なのです。これを「情緒的喚起」といいます。

ここでは、情緒的喚起によって「自分はやれる」「自分にもできる」と思えるようになる5つのポイントを紹介します。

1　セルフケアを実践する

まずは体調をしっかり整えることが基本です。とくに睡眠不足は、やる気の大敵です。Ｃｈａｐｔｅｒ２で紹介したセルフケアの７つのメソッドを実践し、精神の基盤を安定させます。

2　ポジティブ感情の割合を増やす

ネガティブな感情は、やる気の足を引っ張ります。そこで、メソッド４を参照し、ポジティブな感情の割合を増やしましょう。

3　気分が盛り上がる音楽を聴く

好きな音楽はやる気を高めます。アスリートが試合の前に音楽を聴いて集中力を高めたり、試合モードに心を切り替えたりしているのをよく見かけますね。音楽には気分を高める効果があるのです。

4　大好きな映画を見る

映画も私たちに大きな力を与えてくれます。私にとって、座右の銘ならぬ「座右の映画」は『ロッキー』です。

数年前の話です。当時の私は体力づくりの一環として毎日スクワットをやっていました。最初は50回くらいでしたが、60回、70回……と増えていき、１００回まで増やしました。

ところが、それ以上はやる気が起きません。そこでふと思いついて、『ロッキー』のトレーニングシーンをずっと大型モニターに映し出し、それを見ながら、音楽もガンガンに流しながら、スクワットとやってみました。すると……。

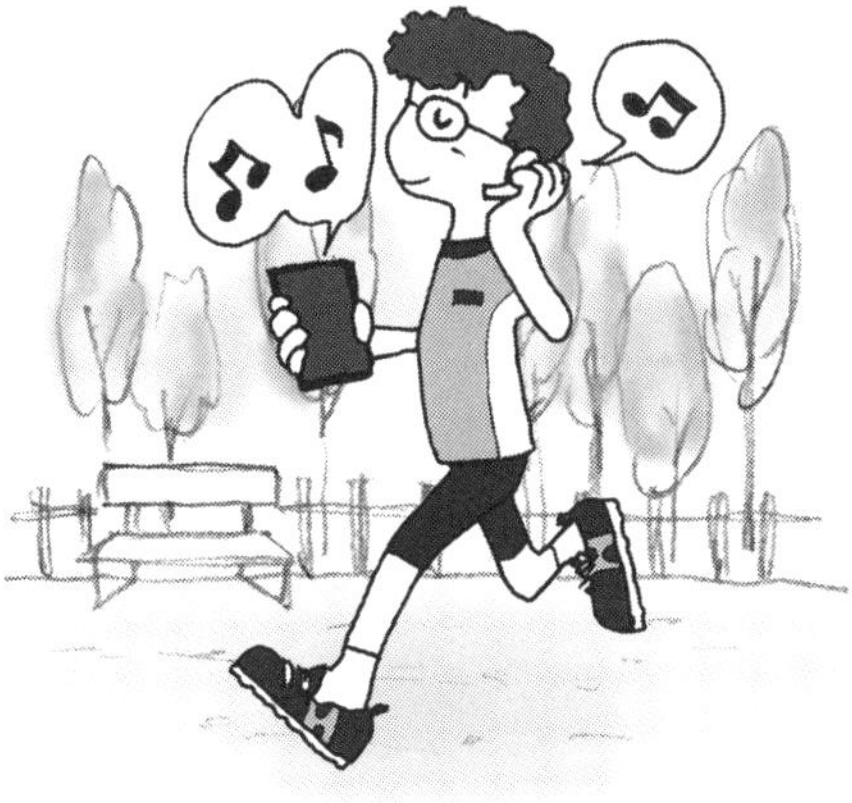

自分でも驚きました。余裕で１００回を突破し、２００回、３００回になってもまだまだできそうなのです。アドレナリン全開で完全に興奮状態に入っていました。

そして、ついに１０００回に到達！　さすがに身の危険を感じてそこでストップしました。しばらくすると猛烈に足が痛くなって、その後２、３日は階段の上り下りにさえ苦労するほどでした。

「火事場のバカ力」という言葉があります。普段は眠っている能力を目覚めさせると、人間は途方もない力を発揮することがあるのです。

5　SNSで応援してもらう

SNSで「いいね！」をもらったりコメントをもらったりすることも、やる気を高める要因になります。日頃から発信し、フォロワーを獲得しておくとよいかもしれません。ただし、SNSに頼りすぎると、次第に依存的になっていきますので、あまり前のめりにならないほうがよいと思います。適度な距離感をもってつき合うのが、精神衛生的にもよいでしょう。他者からの反応に依存しないで、自分に「いいね！」をして自己肯定感を高めることも大切です。（メソッド3で紹介）

情緒的喚起によって自己効力感を高める方法は、人それぞれです。5つのポイントを参考に自分に合ったやり方で実践してください。

気分を盛り上げて、「自分はやれる」感を引き出そう

35 不安を小さくする

自己効力感メソッド

ちょっと想像してみてください。

あなたは今度、会社の全体会議で100人の社員を前にプレゼンテーションすることになりました。これほど大規模なプレゼンは初めてです。しかも、あなたのチームのプロジェクトを進められるかどうかの大事な分岐点になる会議です。

あなたはこれまで味わったことのない大きな不安を感じています。


不安というのは、「できる」という気持ちと、「できないかもしれない」という気持ちが両方入り混じっている状態です。

もし、100%できると思っているのなら、不安は出てきません。

100%できないと思っていても、不安は感じません。100%できないのにやらなければならない場合は、緊張、絶望、恐怖などの感情が表出します。

あなたが今回のプレゼンに不安を感じるのは、自分が力を発揮する機会（「できる」）であると同時に、そこで失敗する危機（「できない」）でもあるからです。

このとき、「できない」のほうに意識が向けられると不安は大きくなります。

不安を小さくするためには、「できる」のほうに目を向ける必要があるのです。


そのためにできることは、次の2つの「準備」です。

1つは、「原稿の準備」です。事前に原稿を準備しておけば、「何を話すのか」「どう伝えるのか」が明確になりますので、不安要素が軽減します。

もう1つは、「発表の練習」です。みんなの前で発表することをイメージしながら、作成した原稿に沿って話してみるのです。何度か練習を繰り返すと、回を重ねるたびにスムーズにプレゼンできている自分を実感するはずです。


不安を持つことは悪いことではありません。不安とは、危険を知らせるセンサーです。不安があるからこそ、私たちは危険を避ける行動をとろうとします。

もし、将来を左右するようなプレゼンでも不安を感じなければ、あなたはまったく準備をせずにそのまま本番に臨むかもしれません。するとプレゼンに失敗し、プロジ

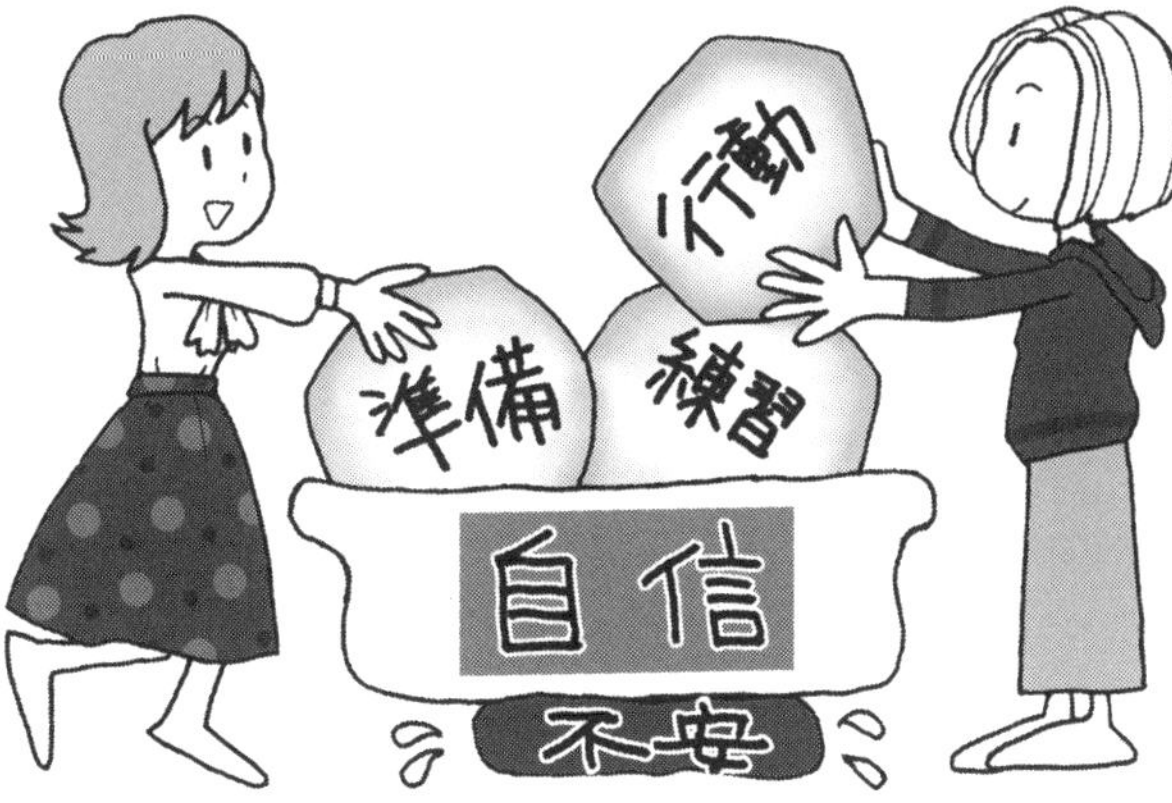

ェクトは頓挫してしまうかもしれません。

入念な準備は、不安を感じるからこそできるのです。

不安はあっていい。むしろあったほうがいい。

不安を感じたら、そのメッセージを受け取って、対策のための行動に移す。

何もしなければ、不安は増大するばかりですが、行動に結びつければ「できるかもしれない」領域（感覚）が拡大して不安は小さくなります。

不安の何よりの解消薬は、「行動」です。まだ来ていない未来を考えて不安になるのではなく、いま目の前にある現実にできることをやる。そうすれば、不安に押しつぶされることはなくなります。

自己効力感を高めれば、どんな目標でもクリアできるようになります。

しかし、目標達成はあくまで手段であり、「何のために目標を達成するのか」の目的が大切です。

あなたにとって、人生の究極の目的とは何ですか。

次の「Ｃｈａｐｔｅｒ６　セルフキャリア」で一緒に考えましょう。

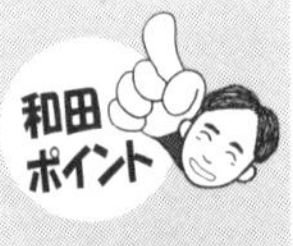

不安は準備や練習のきっかけになり、それが「できる」感を高めてくれる

Chapter 6

セルフキャリア

セルフキャリアとは、自分のキャリアを自分が納得できる形で設計・実現することです。

不確実性の高い時代の中、一人ひとりがキャリアを自分で実現していく時代を迎えています。セルフキャリアの構築は、自分の殻を自分で破るためには避けて通れない課題です。

このChapter6では、セルフキャリアを築く7つのメソッドを紹介します。

36

自分の殻を破る

セルフキャリアメソッド

「人生100年時代」という言葉を聞いて、どう感じますか？

「まだまだ、やりたいことにチャレンジできるんだ」とポジティブにとらえますか？

「この先もまた、さらに働かされるのか」とネガティブな思いを感じますか？

人は自分がやりたいことや好きなことをやっているときは、苦痛を感じません。もちろん長い時間働けば疲れはしますが、それは心地よい疲労感です。

一方、誰かに強いられてやる仕事は苦痛です。それが長期間に及べば、心身ともに疲弊してしまいます。

ひと昔前までは、その代償として、年功序列、終身雇用、企業年金といった仕組みが機能していたので、辛くても忠誠心を持って仕事に取り組んでいけば、ある程度は企業が自分と家族の生活を生涯にわたって保障してくれました。

ところが時代は変わり、多くの企業はそうした制度を維持する余裕を失いました。求められるのは、会社への忠誠心ではなく、仕事のパフォーマンスとその成果です。「やらされる仕事」ではなく自らが「できる仕事」「やりたい仕事」をやるという意識、与えられたキャリア形成ではなく自らキャリアを創造するという姿勢が求められる時代にシフトしたのです。

時代は変わったのに「やらされている」という意識で働いている人は、前の時代の価値観をひきずり、本来持っているエネルギーを発揮することなく、内部にくすぶらせています。環境の変化に対して恐れや不安を感じ、自分を「殻」で覆うことによって変化を拒み、現状維持を目論んでいるのです。

しかし、時代はこの殻を破り、キャリアを動かすことを求めています。破る方法は2つしかありません。内側から自ら殻を破るのか、それとも外側から外部の力で破られるのか、です。卵が割られるというのは、誰かが外から力を加えて殻を割るということです。したがって、割った卵の中身をどう調理するか、その方針は割った人が握っています。ビジネスパーソンを卵にたとえれば、外からの力（会社や上司）で殻を割られた人

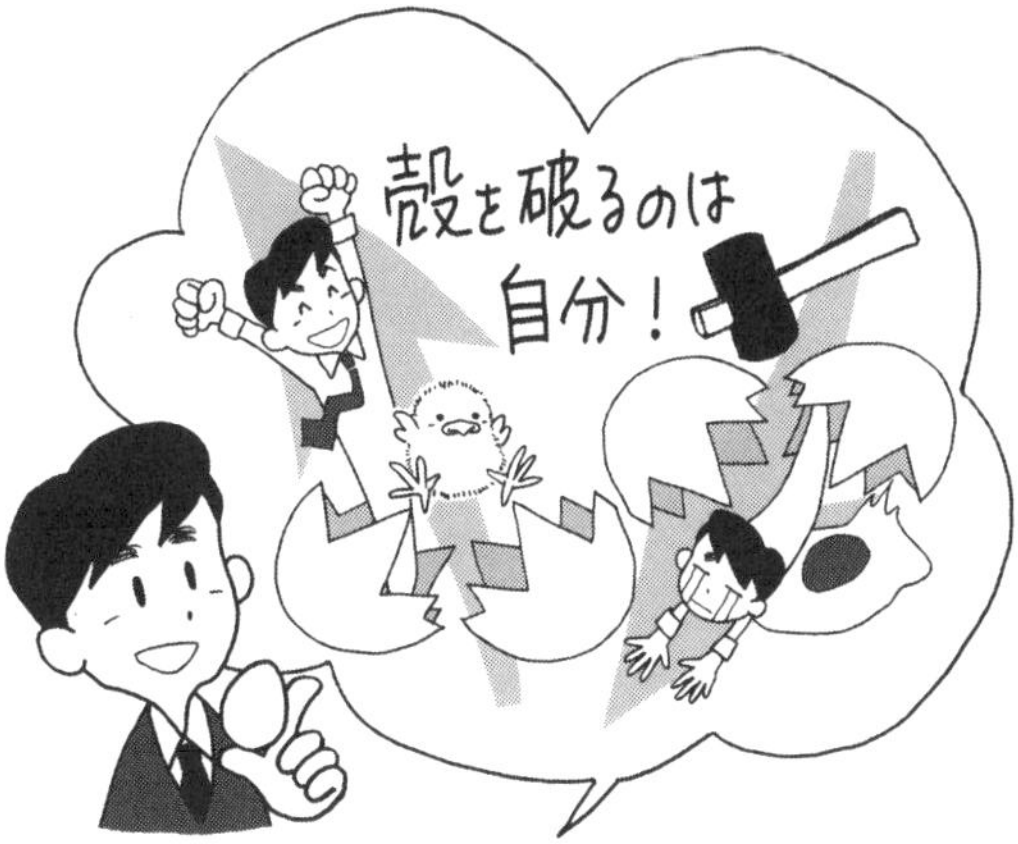

は、卵を割った人が調理の方針を握っているように、会社や上司が働く動機を握っています。動機づけの方法は、報酬（給料アップ、賞与アップ、昇進、ほめるなど）と罰（減給、賞与カット、降格、厳しい叱責など）を与えます。これを「外発的動機づけ」といいます。

外発的動機づけは、一時的に人のモチベーションを上げるのに役立ちますが、その刺激（報酬や罰など）に慣れてしまうと行動は持続しないため、より強い刺激を与え続けなくてはなりません。これでは長続きしません。

外からの刺激で動いているわけですから、どうしても受け身的な働き方になってしまいます。

一方、卵が自ら割れるのは、中のヒヨコが育ち、内部から自分のくちばしで突いて殻を破るからです。生まれたヒヨコは、自分の力で成長していきます。

内部から殻を破る力は、「やりたい」という思いや仕事に対する使命感など、自分の内的要因です。自分の中に働く動機があるのです。これを「内発的動機づけ」といいます。

内発的動機づけは、外部からの刺激（報酬や罰など）を必要としません。主体性からスタートしているので、「やらされ感」がありません。ですから、どこまでも主体的に仕事や活動を続けることができます。そして、自分のキャリアを自分でつくっていけるのです。

自分で殻を破るか、他人に殻を破られるかの違いは、その後の行動と結果に大きな差を生みます。


ある人のケースをご紹介します。仮にAさんとしましょう。

Aさんの会社は業績不振に陥り、リストラを余儀なくされる状況になりました。年齢的にAさんもその対象に入っているようでしたが、具体的な話はまだありません。

これまで会社のために頑張って働いてきたAさんです。その会社からリストラを言い渡されることは耐え難い苦しみです。

Aさんは悩んだ末に、自分から会社を辞めることを決意しました。リストラを告げられて退職することは、会社に「辞めさせられた」という受け身の姿勢です。自ら決断し、会社を辞めることで、Ａさんは主体的に生きる道を選んだのです。

もう少し待てば、早期退職制度が発表されて退職金が割り増しされるはずでした。しかしＡさんは、それを承知のうえで、その前に退職しました。

「割増金を目当てに辞めるようなことはしたくなかった。会社に依存するのではなく、自らの意思で進む道を決める。そのほうがきっとうまくいくと思ったからです」

今Ａさんは、前職で培ってきた能力や人脈を生かして、それをアウトプットしながら生き生きと新しい仕事に取り組んでいます。

自分の殻を破る——外から割られるのではなく、内側からの意思で割ることの大切さを、Ａさんは教えてくれています。

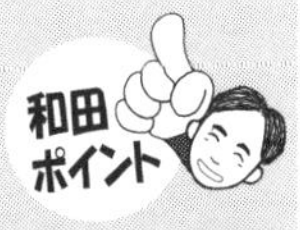

自分の殻を内側から破れば、自分が求めているキャリアが動き出す

37

セルフキャリアメソッド

自分劇場の舞台に立つ

人生は「自分劇場」という名前の舞台です。

演出家は自分、脚本を書くのも自分、演ずるのも自分です。

いい舞台にするためには、いい脚本が必要です。まずは「自分物語」の脚本を書いてください。


「自分物語」ですから、主役である自分のことを書いていきます。

まずは過去。あなたはこれまで、どんな人生を歩んできましたか。どんなキャリアを積み、どんな出来事があり、そのときの心境はどうでしたか。

次に現在です。あなたは今、どんな立ち位置にいるのですか。どんな能力を持ち、どんな人脈があり、どんな考え方で日々の生活や仕事に向き合っていますか。

そして未来。あなたはこれからの人生をどんなふうに歩んでいこうと思っています

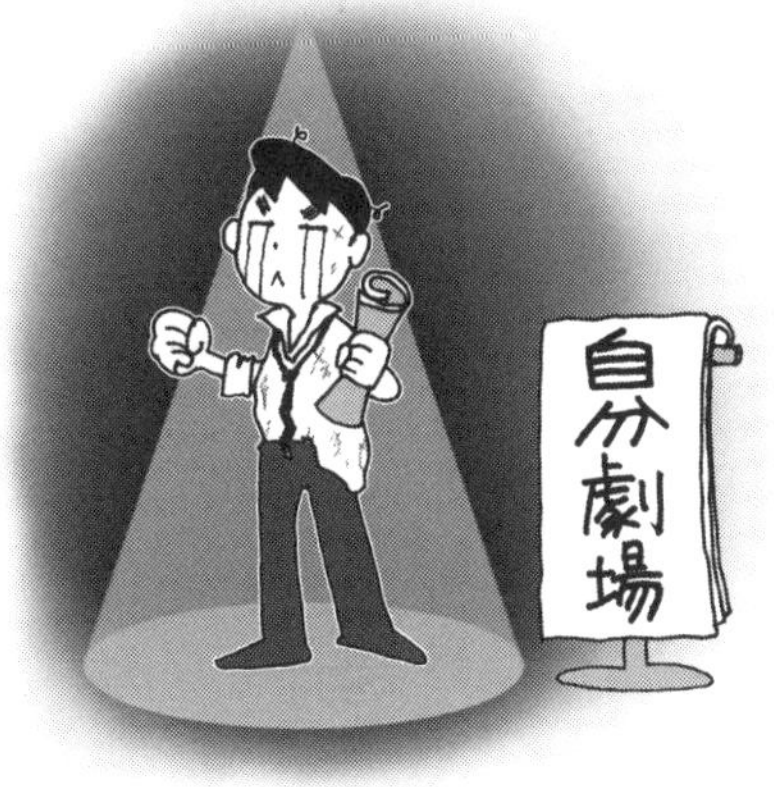

か。どんな人たちと、何をやりたいと考えていますか。

脚本ができたら、読み合わせをします。

ここでいう「読み合わせ」とは、自分物語を誰か他の人に話すことです。

話すことで、物語の内容を自分の耳で聞くことになります。自分自身の物語を客観的に見直すプロセスです。

また、聞き手がいることで、聞き手のさまざまな反応を知ることができます。言葉に出てきた感想やアドバイスだけでなく、ちょっとしたしぐさや態度、表情の変化など、すべてのリアクションから、あなたの自分物語を他人はどのように受け止めるのかを知ることができます。

このように、自分物語を自分の耳で聞き、他

ライフラインチャート（満足度を一本の線で描く）

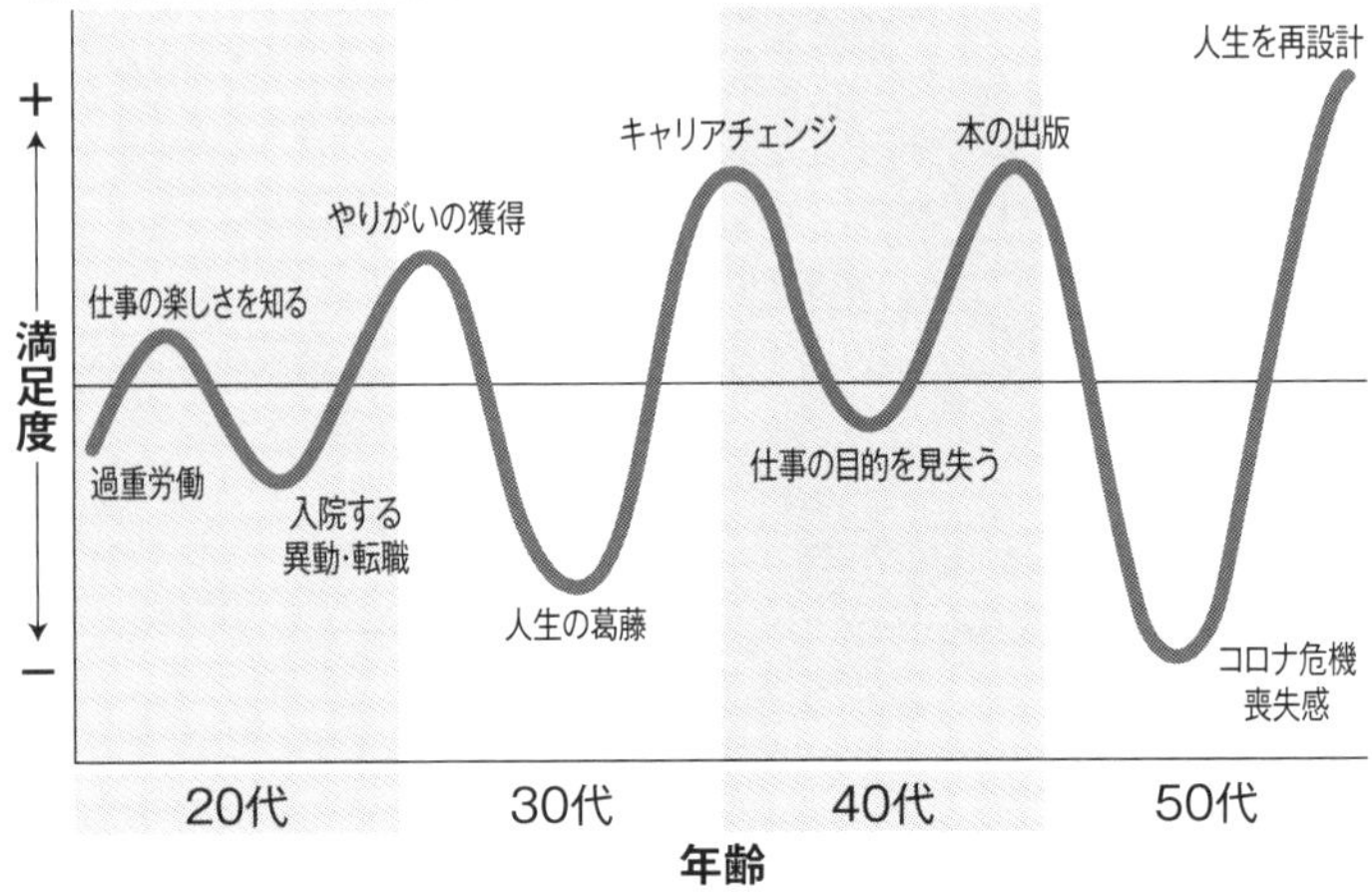

者からフィードバックしてもらったり、さまざまな反応を得たりすると、より深い自己理解につながっていきます。それらを踏まえて、脚本に必要な修正を加えます。そして、書き直した新たな脚本で、再び人生の自分劇場の舞台に立つのです。

自分劇場の脚本を書くときに有効なツールが「ライフラインチャート」です。

これは縦軸に人生の満足度、横軸に年齢をとり、これまでのさまざまなライフイベントとそのときの心の状態（満足度）を記してグラフに表した図です。

掲載図は、私のビジネス人生のライフラインチャートです。まさに「人生、山あり谷あり」です。

これを見ると、上がったあとには、必ず下がります。下がりっぱなしということもなく、底を打ったら必ず上りに反転します。

人生には「今が最悪の時だ」と思えるような時期が何度か訪れますが、下がっているときは、上昇に転じるパワーを溜めている状態です。

主観的な心の満足度は、
大きく上がらなければ大きく下がらない。
大きく下がらなければ大きく上がらないのです。

あなたのライフラインチャートは、どんな線を描くでしょうか。
そこから気づきを得て、あなたの自分物語の脚本に生かしてください。

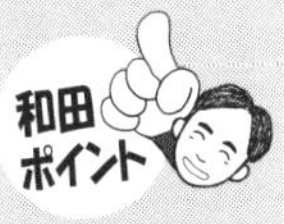

これまでの人生を振り返り、これからの人生の脚本を書き上げよう

38

セルフキャリアメソッド

好きな仕事ではなく得意な仕事をする

「好きなことを一生の仕事にしたい」――多くの人はこう思うでしょう。たしかにそれが実現できれば申し分なしですが、仕事や職業を選択するときには、重要な要素が3つあります。

それは、その仕事が「好きかどうか」「得意かどうか」「安定しているか」です。この3つが重なると、自分自身満足できますし、会社や社会に貢献できる。また生活も成り立つということで、キャリアの成熟度が向上します。しかし、この3つが最初からそろっていることはほとんどありません。

では、仕事や職業を決めるとき、何を優先すればよいのでしょうか。

私は、「得意な仕事」を優先すべきだと思います。

というのは、今はサバイバル時代で、仕事においては早期に結果を出すことが求められています。そこで、まずは得意な仕事で成果を上げ、経済的にも心理的にも安定を目指すのが得策だからです。

これが実現し、ある程度の実績を上げると「ハロー効果」が現れ始めます。ハロー効果とは、特定のジャンルで結果を出した人は、ほかの分野でも結果を出すだろうと評価する人間の心理的な傾向のことです。

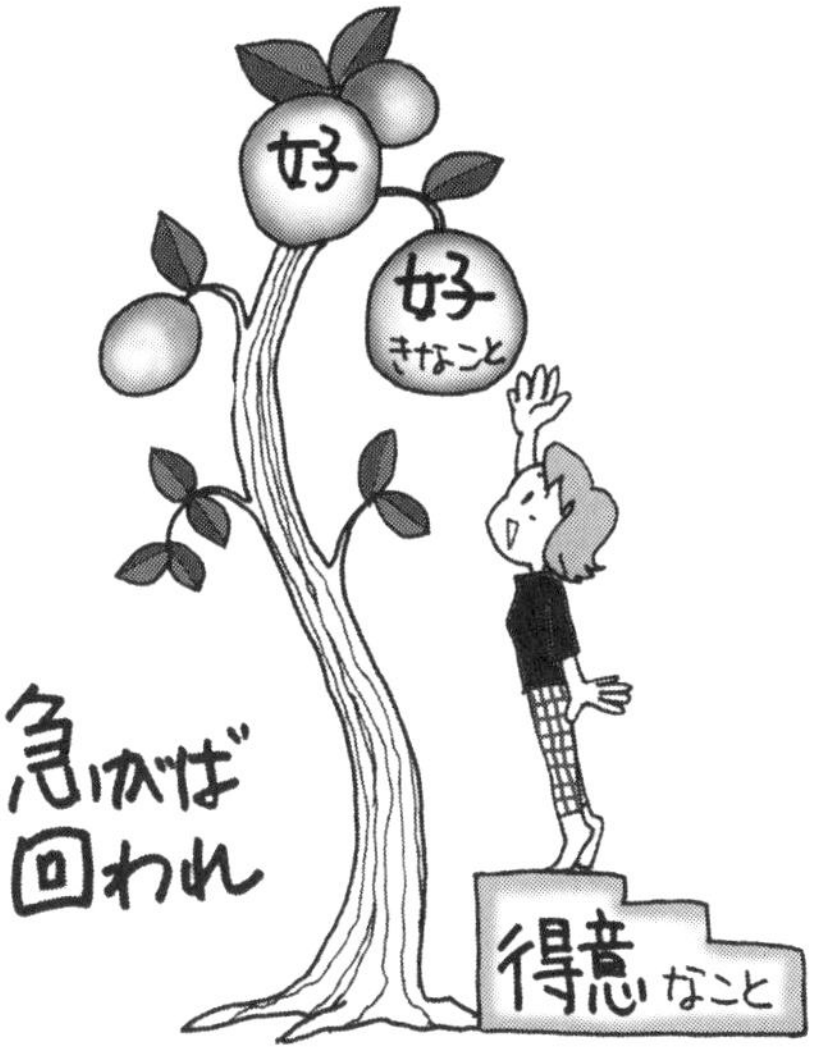

私の場合、メンタルヘルス対策、ハラスメント防止、キャリアデザイン、コミュニケーション、睡眠マネジメントなどのテーマで講演や研修を行っています。駆け出しのころは、クライアントは私がどんな研修をするのかを気にするので、細かな点にまで事前の打ち合わせが必要でした。
そのうちハラスメント防止研修が増え始め、一時期ほぼこれに特化する状態が続きました。幸い研修の評価は高

好きな仕事ではなく得意な仕事をする

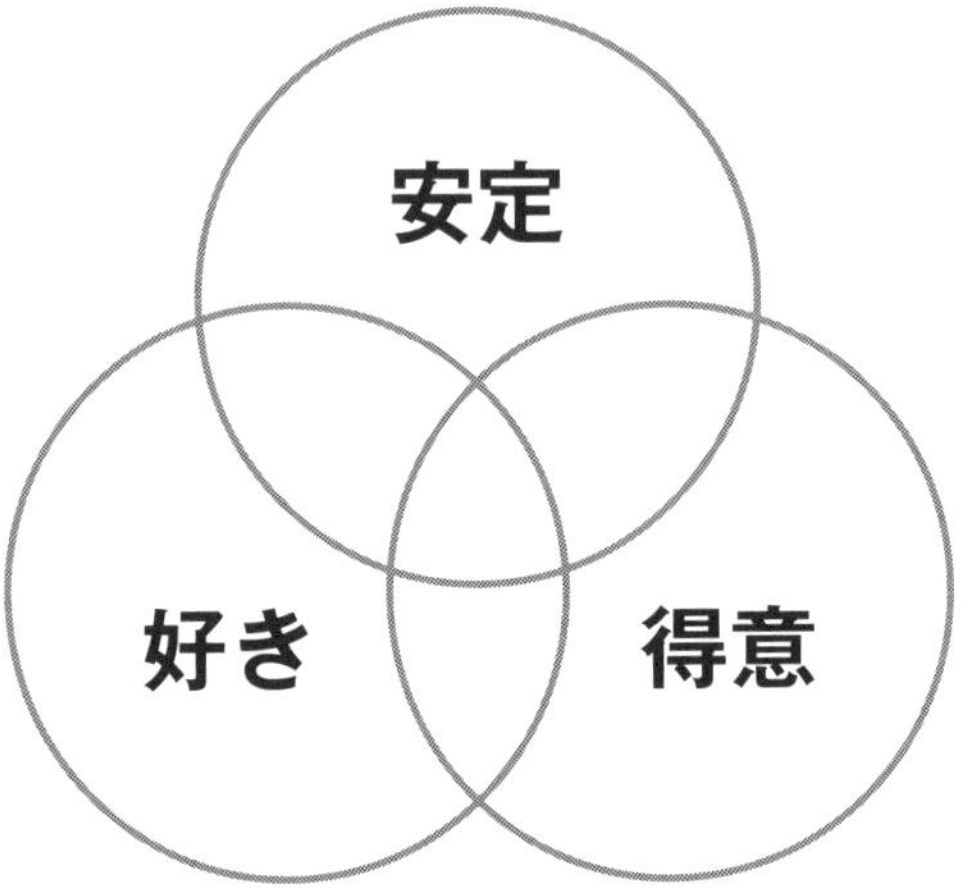

く、次々と依頼が寄せられたのです。

すると、今度は先方から「ほかの研修もできるのですか」と聞かれるようになりました。私が、できる研修を伝えると、「ではお願いします」と受注が決まったうえ、「中身についてはお任せします」ということで、すべて任されるようになりました。

ハラスメント防止研修という得意な仕事で実績を重ねることで、ほかの研修でも中身を自由に組み立てられる立場になれたのです。

陸上男子100メートルの世界記録保持者ウサイン・ボルトは、陸上短距離界で数々の記録を打ち立てたあと、サッカーに挑戦しました。サッカー選手になることが夢だったのです。

彼にとって陸上競技は「得意なこと」。そこで素晴らしい結果を出したわけですが、自分の中で積み残した課題として「やりたかったこと」「好きなこと」であるサッカーにチャレンジしたわけです。

歌手の氷川きよしさんは、演歌歌手としてデビュー。その歌唱力で多くのファンを魅了してきました。演歌は氷川さんの「得意なこと」でしたが、氷川さんが「いちばん歌いたい歌」ではなかったのです。デビュー20年を機に、氷川さんはジャンルを超えた自分らしい音楽表現を追求するようになり、多くの人がその姿を応援しています。

ボルトも氷川さんも、はじめから「好きなこと」を追求していたら、今のような姿にはなれなかったのではないでしょうか。

まず得意なことで成果を上げる——遠回りのようでも、それが結局は「好きなこと」に思う存分取り組める状況をつくりだすのです。

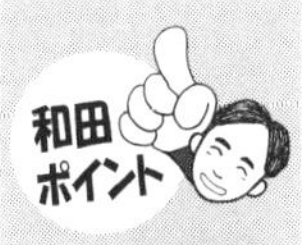

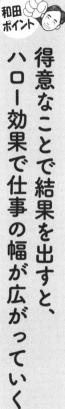

得意なことで結果を出すと、ハロー効果で仕事の幅が広がっていく

39

セルフキャリアメソッド

放下着《ほうげじゃく》

仕事がうまくいかない——。

人生がうまくいかない——。

そういう人に共通する特徴は、心に余裕がないことです。やることを山ほど抱えていて、落ち着いてものごとを考える暇もなく、「成功するために」「自分のキャリアをつくるために」と、あれもこれも獲得しなければならないと考えています。

しかし、これは欲張りすぎというものです。何かを獲得するには、その前に何かを捨てなければならないのです。

たとえば、あなたが引っ越しをするとします。新しい住まいが広くならない限り、新しい家具を入れたければ、古い家具を捨てなければなりません。買う前に捨てなければ、家具が多くなった分、住み心地の悪い我が家になってしまうでしょう。

山登りでも同じことがいえます。「これも便利だ」「あれも使えるかもしれない」と、思いつくものすべてを持っていくことはできません。リュックには限界がありす。本当に必要なものに絞り込んで持っていくはずです。また、目いっぱい荷物を詰め込むより、必要最低限の荷物に抑えて軽くしたほうが、快適な山登りを楽しめます。

私のクライアントに40代の会社員Bさんがいます。Bさんは、会社を辞めてコンサルティング業で独立したいと考えていますが、なかなか踏ん切りがつかずに迷い続けています。

そこで私は、Bさんの日ごろの行動をすべて紙に書き出してもらいました。すると、こんな行動がリストアップされました。

・平日は会社に出社している
・趣味でサッカー指導員をしている
・週3日、部下指導で残業する
・全社で月1回、勉強会を主催している
・週2回、同僚と飲みに行く

・自宅で毎日、晩酌をしている
・地域の会合に参加している
・半年に1回、人材交流会に参加している
・オンラインサロンに参加している
・資格取得のため、講座に通っている
・月2回、ゴルフに行く
・受験生の息子に勉強を教えている

ここから、本当に必要なもの以外を捨てていくのですが、最初は抵抗があります。Bさん曰く、「人材交流会もオンラインサロンも、今の自分には必要なこと」「同僚との飲み会や月2回のゴルフも、たまにこういう息抜きやリフレッシュがあるからこそ、毎日の仕事を頑張れる」というわけです。この調子では、何も捨てられません。

Bさんに限らず、必要なものを絞り込むようなときに意識してほしいのが、「放下《ほうげ》着《じゃく》」です。

これは禅の言葉で、自分が執着しているものや、心のとらわれをすべて手放すことを意味しています。

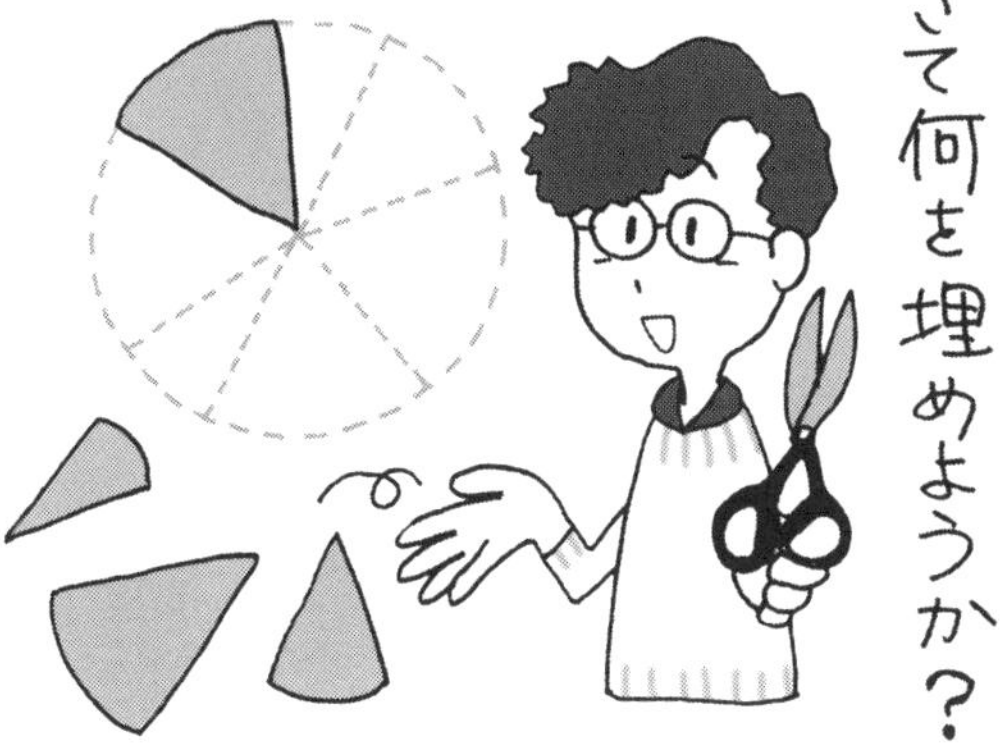

Bさんは、さまざまな活動をすることで表面的に満たされてしまい、自分の本当の欲求は何かが見えていない状態でした。そこで、一時的に出社すること以外、すべて手放すか、会社にストップすることにしました。

すると、今まで埋まっていた時間が急に空っぽになります。そうなって初めて、Bさんは「本当はここを何で埋めたいと思っているのか」に目を向けることができたのです。

Bさんは、コンサルティング業で独立するという目標を取り下げました。

「じつは私の両親は教師で、私も教師になろうとしていたことを思い出しました。今から学校の教師というわけにはいきませんが、『大切なことを人に教える』という活動はできるはずです」

と気づいて、Bさんは独立して研修講師を目指すという目標に切り替えたのです。

ここで注意してほしい点が2つあります。

1つは、役割や普段していることを手放すと喪失感や不安が大きくなり、一時的に精神面が不安定になります。しかし、それは整体などの治療を受けたときに生じる好転反応のようなもので、自分が納得できるキャリアを実現するプロセスなのです。

もう1つは、心や時間に空きスペースが生まれると、そこを他人が埋めようとすることです。あなたの空いたスペースを狙って、いろいろな要望や頼まれごとが襲ってくるかもしれません。

時間があるから、余力ができたからといって、これらを引き受けていては元の木阿弥です。空いたスペースは自分で埋めましょう。それがあなた自身のキャリアをつくる秘訣です。

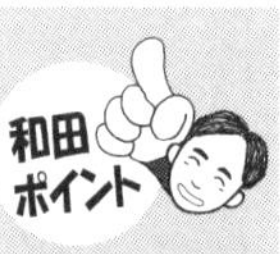

今あるものを手放せば、本当の欲求が見えてくる

40 キャリアを大きくとらえる

セルフキャリアメソッド

「キャリア」という言葉を聞くと、多くの人は「仕事のキャリア（ワークキャリア）」を考えてしまいます。

しかし、仕事は人生の一部です。人生をトータルで見ると、むしろ仕事以外の領域のほうがずっと大きいはずです。まして「人生100年時代」です。定年しても、人生はまだ3分の1残っています。

そういう時代を生きていく私たちは、仕事と私生活のキャリアを統合した「ライフキャリア」を考えたほうが、より広い視野で自分のキャリアを展望することができます。

具体的な方法は、次の「ライフキャリアプランシート」を作成することです。

「ライフキャリアプラン」シートを作成する

	現在	1年後	3年後	10年後
仕事				
私生活				
リソース				
自分の年齢				
家族の年齢				

縦の欄には、上から「仕事のプラン」「私生活のプラン」「リソース（相談する人や支援してもらう人など）」「自分と家族の年齢」を入れます。

横の欄は、「現在」からスタートし、「1年後」「3年後」「10年後」……と将来を展望します。このスパンは各自の事情に合わせて変更しても構いません。

キャリアを考えるときの課題は、「今の自分（現状）」と「なりたい自分（理想）」のギャップをどう埋めていくかです。

このギャップを埋め、今の自分をどうキャリアアップしていくかを明確にするために、「ライフキャリアプランシート」を記入するのです。

「仕事」と「私生活」の欄には、現状から

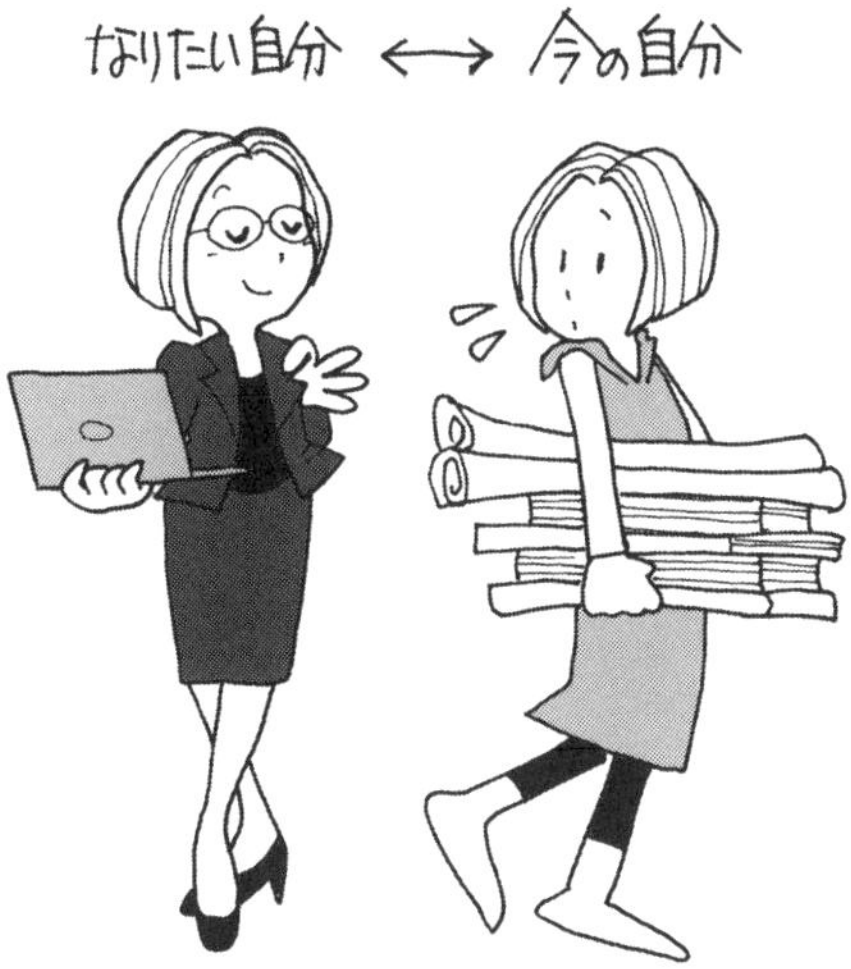

10年後まで、どのようなステップで何を実現したいのかを記入します。

「リソース」とは、そのプランを実現するにあたって相談する人や支援をお願いする人です。また。自分の年齢と同時に、家族やキーパーソンの年齢も書いておきます。

そうすることで、将来のライフイベント（住宅の購入、子どもの進学や結婚、自分や妻の定年、両親の介護の可能性など）を見据えながら、キャリアプランを検討することができます。

もちろん、このシートを作成したからといって、プランどおりに人生が進むわけではありません。

ただ、行き当たりばったり、出たとこ勝負でも生きてはいけますが、ある程度人生の先を見据えた計画を立てることで、今やるべきことが明確に見えてくるのです。

ムダな回り道をすることなく、望む人生を実現するために、ライフキャリアプランシートを活用してください。

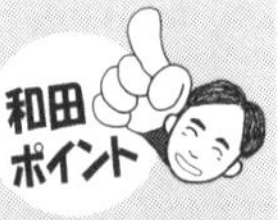

人生の先を見据えた計画を立てると、「今やるべきこと」が明確に見えてくる

41 自分を再定義する

セルフキャリアメソッド

「キャリア」には、「外的キャリア」と「内的キャリア」の2つがあります。

外的キャリアとは、周囲から評価される「目に見えるキャリア」です。会社名、役職、資格や職歴など、名刺や履歴書に記載できる要素です。

内的キャリアは、自分の内面で形成される「目に見えないキャリア」です。価値観、仕事観、働く意義や使命感といったものです。

一般的に単に「キャリア」といえば、多くの人は外的キャリアを思い浮かべるのではないでしょうか。進学の際に、いわゆる有名校を目指したり、就職の際にも、有名企業に人気が集中するのは、外的キャリアを意識しているからです。また、入社してからも、人に後れを取らないように昇進や昇給を目指すのは、外的キャリアを意識してのことです。

しかし、長い人生の歩みの中で、順風満帆にずっと外的キャリアを積み上げていけるというケースは稀です。

人生にはいろいろなことが起こります。

事故や病気など健康上の問題、家族の問題、リストラや転職など仕事上の問題など、思いもかけない出来事が身に降りかかることもあります。

こうした出来事は、外的キャリアに大きな影響を与えます。自分を取り巻く環境がガラリと変わり、これまで積み上げてきたものがすべて崩れてしまったように感じるかもしれません。

そこまでインパクトの大きい出来事がなくても、日常の中で挫折があったり、うまくいかないことが続いたり、何か納得できない、満足できない思いから、自分の外的キャリアに疑問を持つこともあります。

「希望どおりの会社に入社したのに、何のために仕事をしているのか、わからなくなった」

「会社に尽くしてきた意味は何だったのだろう」

「この先、目指すものが見えなくなった」

などなど。

そんな自分の外的キャリアに疑問を感じたとき、自分を再定義する必要が出てくるのです。

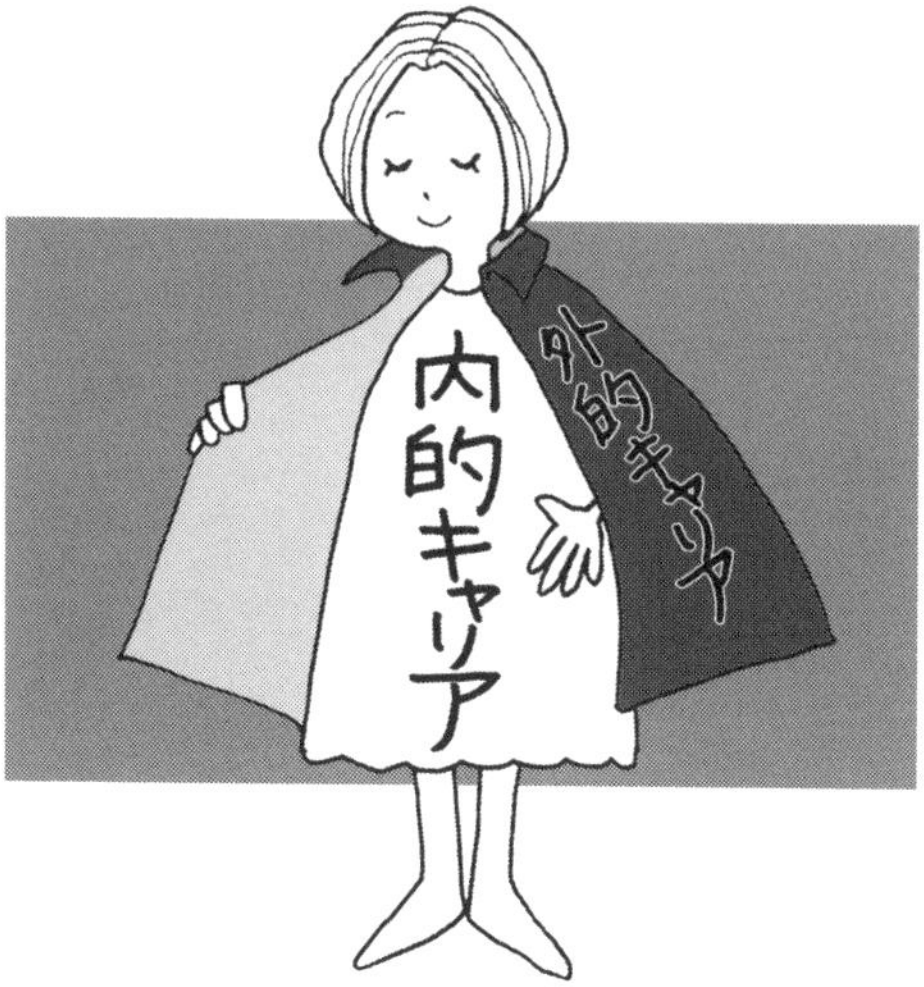

自分を再定義するとは、自分の内的キャリアに目を向けることです。自分は本当は何のために仕事をしたかったのか――。もう一度自分の原点に立ち戻って、自分にとって仕事とは何かを確かめてみるのです。

すると、たとえば、

「お金のために働きたかったんじゃない。人の役に立つ仕事がしたかったんだ」

「本当は出世を求めていたんじゃない。自分の専門性をもっと生かして世の中に貢献したいんだ」

「いくら昇進しても、会社のためだけの人生が幸せだとは思えない。これからは家族のために生きていきたい」

といった自分の本当の欲求や価値観が見えてくるでしょう。


外的キャリアと内的キャリア。

どちらが大事という話ではありません。この社会で仕事をしていくためには、一定の外的キャリアが求められます。資格が必要な職種であれば、まずはその資格を取らなければなりません。

では、資格さえ取得すれば、その仕事が全うできるのかといえば、そうではありません。そこに内的キャリアがしっかり形成されないと、本当の意味で信頼される仕事はできません。


どんな仕事をしているのかが大切なのではなく、どうしてその仕事をしているのかが大切なのです。

私たちはどうしても目に見える外的キャリアのほうばかりを意識しがちですが、今後の人生を左右するような岐路に立ったとき、とくに危機に直面したときに本当の力を発揮するのは内的キャリアです。

自分の力で自分の殻を破る――。この殻を破る力は、自分を偽ることのできない深い考えや、それに基づいた欲求です。この力こそ、まさに内的キャリアなのです。

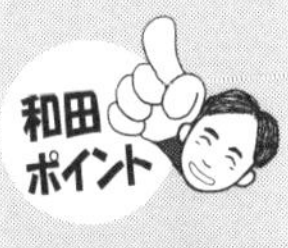

再定義で発見した欲求こそ、自分の殻を破るパワーになる

42 ギアチェンジする

セルフキャリアメソッド

「人生100年時代」といわれています。

私たちは100年の人生をどのように走り抜ければよいのでしょうか。陸上競技のトラックを走ることに置き換えて考えると、こうなります。

20代はスタートして直線コースを走り、第1コーナー（人生初のコーナー）にさしかかるところまでです。

職業人生の中で最も体力的に優れている時代で、目先の成功や失敗にとらわれず、体力を生かしてできるだけ多くの体験を積むことが大切です。

まわりには優れた人が多いので、劣等感を抱きがちです。人との比較よりも、昨日の自分を超えていく、自己ベストを出して自分が成長していくという視点を持つとよいでしょう。

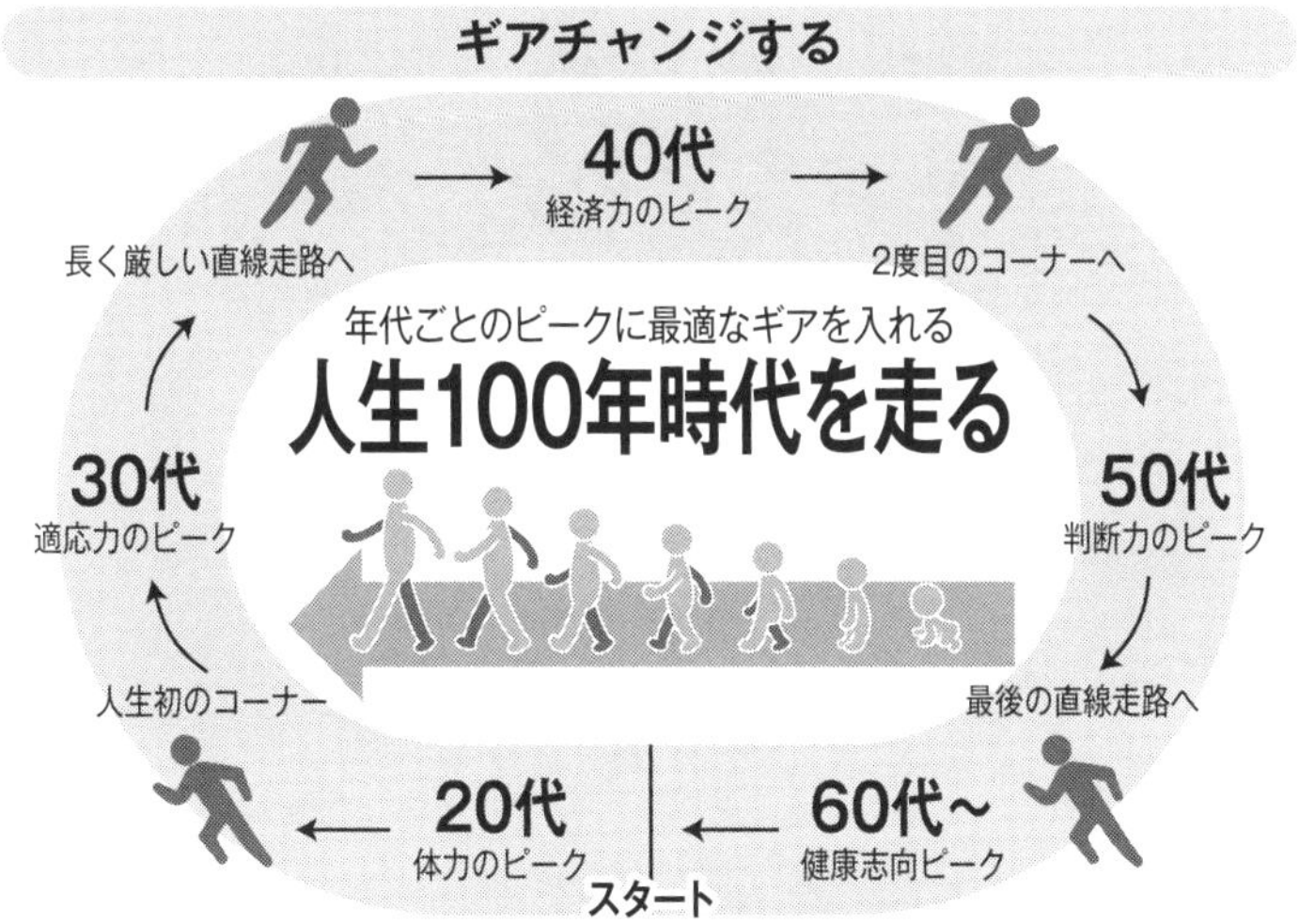

30代は、コーナリングの技術が求められます。20代のように体力にものをいわせてグイグイいくだけではなく、経験も大事になってきます。体力と経験を生かし、環境への適応力が最も高くなる時代です。

この時期に大切なことは、恐れずにチャレンジすること。世間の常識やあるべき姿にとらわれると、自分らしさを発揮する機会がどんどん奪われていくだけです。環境適応力に優れているわけですから、それを信じて、思い切って自分のやりたいことに挑戦してください。

40代を待っているのは、長いバックストレートです。現在は、50代で役職定年を迎える人も増えていますので、ここでは平均

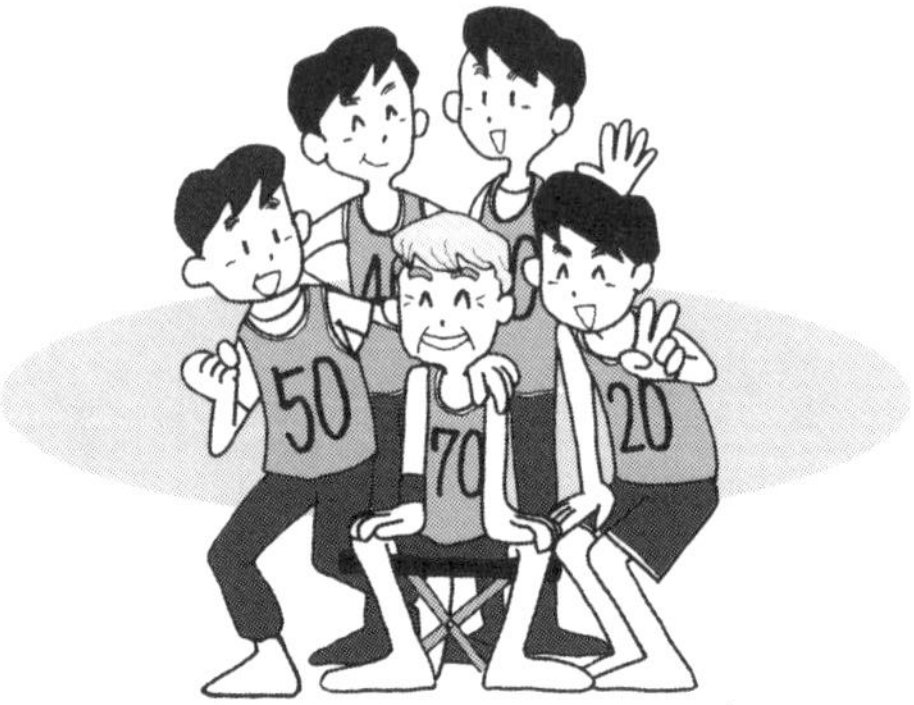

〈それぞれの走り方で〉

年収が最も高いのは40代とします。経済力としてはピークを迎えますが、職場での責任は大きくなり、私生活でもさまざまな役割が求められる時代です。追い風に乗りスピードが出ることもあれば、厳しい向かい風に苦しむこともあるでしょう。

心理学の巨匠ユングは、この時期を「人生の午後」と呼び、人生のピークを過ぎて下り坂に向かうことを示しました。レビンソンという心理学者は、この時期に多くの人がさまざまな葛藤を経験することから「中年の危機」を提唱しました。

一方、孔子は「四十にして惑わず」といっています。物事の道理が明らかになり、生き方に迷いがなくなる時期だといいます。

こうしたさまざまな指摘があるように、40代というのは、人生が成熟し最も充実する時期であると同時に、いろいろな危機を迎える時期でもある。成熟と危機が交差する地点であることからも、「自分を再定義する」（メソッド41）必要性も高まります。

50代は、人生で2度目のコーナーです。これまでの経験を生かして軽快なフットワークで走るのか、それともバックストレートでの疲れが出て足がもつれるのか、人によって大きな差が出るエリアです。

体力的な衰えはあるものの、これまでの豊富な経験や見識から問題解決ができる年代でもあります。自分の判断を信じること、重荷を背負いすぎないよう「放下着」（メソッド39）することが重要です。

60代以降は最後の直線コース、人生の集大成ゾーンです。最近はゴールが延びて、バックストレート並みに長くなってきています。

この時期は、もはやレースとしてはほぼ決しています。着順を気にすることなく、自分らしく、楽しく走ることが大切ではないかと思います。

「最後まで全力で走る」「マイペースでゆっくりと」「仲間と楽しくしゃべりながら」「美しいフォームで」「笑顔で観客に手を振りながら」など、自分らしい走りでゴールのテープが切れれば、それでよいのではないでしょうか。

人生100年のトラックには、さまざまなピークや課題があることがおわかりいただけたと思います。

私たちは毎年、年を重ねるので、同じギアでずっと走り続けることはできません。年齢や状況、価値観に応じて、最適なギアに入れ替えながら、あなたにとってのベストな走りをしてほしいと願っています。

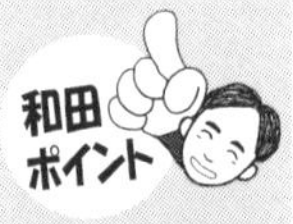

適切なギアに切り替えながら自分のキャリアを駆け抜けよう

Chapter 7

セルフマネジメント

セルフマネジメントとは、自分の思考・感情・行動や健康状態などを把握し、それらを健全な状態に保ちながら、自分の能力を最大限に生かして目標達成や自己実現を目指すことです。

このChapter7では、これまでの6つのチャプターの内容をセルフチェックし、自分の殻を自分で破るために重点的に取り組むべきメソッドを明らかにします。

43 インサイドアウト

セルフマネジメントメソッド

自分の殻を自分で破る――そのために必要なアプローチが「インサイドアウト」です。

インサイドアウトとは、内から外に向かって問題を解決するアプローチです。問題の原因を他人や外部環境のせいにするのではなく、自分自身の内面から解決に向かっていこうという姿勢です。

インサイドアウトの反対は、アウトサイドインです。これは外部環境を変えることで問題解決を図る方法です。このアプローチが必要な場合もありますが、自分自身の問題解決に当てはめると、他人や環境に責任を転嫁して、自らの力で解決しようとしない姿勢に陥ってしまうことがあります。

セルフマネジメントの実効性を高めるには、自分の問題を自分の中から主体的に解決しようとするインサイドアウトのアプローチを取ることが大切です。

また、セルフマネジメントにおいても、「ＰＤＣＡサイクル」を意識する必要があります。ＰＤＣＡの意識が薄いと、計画（Ｐ）、実行（Ｄ）がされても、そのあとのチェック（Ｃ）＆アクション（Ａ）まで行われないことがよくあります。

そこで、次項以降では本書のこれまでのＣｈａｐｔｅｒを振り返りながら、各Ｃｈａｐｔｅｒの７つのメソッドの実行度合いをセルフチェックし、次にどんなアクションを起こせばよいのか、自分戦略の描き方をサポートしていきます。

自分の状態をしっかりと把握したうえで、「なりたい自分」に向かってあなたの強みを最も引き出すアクションを起こしてください。

44 セルフマネジメントメソッド Chapter 1 「自己肯定感」をセルフチェックする

次の表は、各Chapter別の7つのメソッドの実践度合いをセルフチェックするためのものです。

それぞれのメソッドについて、現在の自己評価をしてください。

◎……よくできている

○……できていると思う

△……できるときもある

×……できていない

「現在」の7つの欄に記入を終えたら、総合的に10点満点中、何点になるかを主観的に評価してください。

次に、「3か月後に自分がどう自己評価できるようになっていたいか」を記入しま

自己肯定感をセルフチェック(記入例)

自己評価:◎よくできている ○できていると思う
△できるときもある ×できていない

3ヵ月後の目標

	Chapter1 自己肯定感		ページ	現在	3カ月後	行動
1	★	自分の本当の強みを知る	17~	○	◎	1ヵ月以内に10人以上からフィードバックを受ける
2	□	過去を変える	21~	△	○	過去の出来事を書き出して違った解釈をしてみる
3	□	自分に共感する	25~	×	×	
4		75%のポジティブ感情を持つ	29~	×	×	
5		心のボディーガードを活用する	33~	×	×	
6	★	今あるものに感謝する	36~	×	×	
7	◎	キーパーソンを大切にする	42~	△	○	家族の考え、気持ちを共有する時間をつくる
		合計点		2	5	

10点満点で自己評価する　3ヵ月後に目標達成するための行動ポイント

す。7つの欄に記入したら、同様に10点満点で何点にしたいのかも書き込みます。

そして、「現在」から「3か月後」に改善したいメソッドについては、「行動」欄に具体的に何をするのかを記入します。

このようにして、チェック&アクションを繰り返すことで、本書のメソッドの実効性がより高まり、あなたが自分の殻を自分で破ることをサポートしてくれるはずです。

それでは、Chapter1「自己肯定感」をセルフチェックしましょう。

メソッドの左についているマークは、

◎……7つの中で最も重要なメソッド

□……すぐに取り組めて難易度が高くな

自己肯定感をセルフチェック

	Chapter1 自己肯定感		ページ	現在	3カ月後	行動
1	★	自分の本当の強みを知る	17~			
2	□	過去を変える	21~			
3	□	自分に共感する	25~			
4		75%のポジティブ感情を持つ	29~			
5		心のボディーガードを活用する	33~			
6	★	今あるものに感謝する	36~			
7	◎	キーパーソンを大切にする	42~			
		合計点				

◎ 重要:7つの中で最も重要なメソッド
□ 実践しやすい:すぐに取り組めて難易度が高くないメソッド
★ お勧め:◎以外で筆者がお勧めしたいメソッド

いメソッド
★……研修やカウンセリングで効果が高かったおすすめメソッド
を表しています。

最も重要なメソッドは「キーパーソンを大切にする」です。やはり自分にとって大切な人との関係を安定させることは、自分を肯定するうえで最も影響が大きいのです。

「過去を変える」「自分に共感する」は、自分の内面だけで取り組めるという意味で、手をつけやすいメソッドです。ただし結果を出すことは簡単ではありませんが、継続すれば自然に身につくメソッドですので、取り入れてみてください。

45

セルフマネジメントメソッド

Chapter 2

「セルフケア」をセルフチェックする

この中で最も重要なメソッドは、「相談する力を最大化する」です。自発的に相談することは「セルフリファー」といわれるひとつの能力です。相談すること自体がセルフケアの実践になり、メンタルヘルスの向上や問題解決能力のアップにつながります。

おすすめは「ストレスをプラスに変換する」「幸せホルモンで心をケアする」です。思考や体の状態に実践的にアプローチしていくやり方で効果が高いといえます。

また、実践しやすいのは「悩みを棚上げする」「90分サイクルを意識する」です。

「セルフケア」をセルフチェックする

	Chapter2 セルフケア		ページ	現在	3カ月後	行動
8	□	悩みを棚上げする	49~			
9	★	ストレスをプラスに変換する	53~			
10	◎	相談する力を最大化する	57~			
11		心のベースキャンプをつくる	63~			
12	★	幸せホルモンで心をケアする	68~			
13	□	90分サイクルを意識する	73~			
14		ストレスをカイタイする	76~			
		合計点				

◎ 重要:7つの中で最も重要なメソッド
□ 実践しやすい:すぐに取り組めて難易度が高くないメソッド
★ お勧め:◎以外で筆者がお勧めしたいメソッド

46

セルフマネジメントメソッド

Chapter 3

「自己認識」をセルフチェックする

「自己認識」をセルフチェックする

	Chapter3 自己認識		ページ	現在	3カ月後	行動
15	□	自分を定点観測する	83~			
16	□	オンラインで自己開示する	88~			
17		フィードバックの千本ノックを受ける	91~			
18	◎	あえてフィードバックを受ける	95~			
19		「ワンダウン」を意識する	99~			
20	★	認知のゆがみを解消する	102~			
21	★	過去ではなく未来に問いかける	105~			
		合計点				

◎ 重要:7つの中で最も重要なメソッド
□ 実践しやすい:すぐに取り組めて難易度が高くないメソッド
★ お勧め:◎以外で筆者がお勧めしたいメソッド

この中で最も重要なメソッドは、「あえて厳しいフィードバックを受ける」です。他者からのフィードバックを受けることで、自己認識は立体的になります。

おすすめは「認知のゆがみを解消する」「過去ではなく未来に問いかける」です。これらはとても具体的で、研修受講者の人気が高いメソッドです。

実践しやすいのは、「自分を定点観測する」「オンラインで自己開示する」です。

47

セルフマネジメントメソッド

Chapter 4

「セルフコントロール」をセルフチェックする

この中で最も重要なメソッドは、「脳の司令塔を鍛える」です。セルフコントロールは脳の前頭前野がつかさどっているからです。

おすすめは「1日を構造化する」「環境とやる気を条件づける」です。これらは私自身が実践してみて、とても大きな効果を感じているメソッドです。

実践しやすいのは、「我慢を仕分ける」「本当の欲求をパワーアップする」です。これらはすぐに実践可能です。

「セルフコントロール」をセルフチェックする

	Chapter4 セルフコントロール		ページ	現在	3カ月後	行動
22	□	我慢を仕分けする	111~			
23	□	本当の欲求をパワーアップする	115~			
24		ABCモデルで刺激と報酬を変える	119~			
25	★	1日を構造化する	124~			
26		思いやる心で行動を制御する	128~			
27	★	環境とやる気を条件づける	133~			
28	◎	脳の司令塔を鍛える	137~			
		合計点				

◎ 重要:7つの中で最も重要なメソッド
□ 実践しやすい:すぐに取り組めて難易度が高くないメソッド
★ お勧め:◎以外で筆者がお勧めしたいメソッド

48

セルフマネジメントメソッド

Chapter 5

「自己効力感」をセルフチェックする

「自己効力感」をセルフチェックする

	Chapter5 自己効力感		ページ	現在	3カ月後	行動
29	◎	目標を小さくする	143~			
30	★	3·3·4の法則	147~			
31	★	心を逆にする技術	153~			
32		ロールモデルを完コピする	157~			
33	□	言葉のパワーで行動を起こす	162~			
34	□	眠っている力を覚醒する	167~			
35		不安を小さくする	171~			
		合計点				

◎ 重要:7つの中で最も重要なメソッド
□ 実践しやすい:すぐに取り組めて難易度が高くないメソッド
★ お勧め:◎以外で筆者がお勧めしたいメソッド

この中で最も重要なメソッドは、「目標を小さくする」です。自己効力感を高めるとてもシンプルでわかりやすい方法です。

「3・3・4の法則」「心を逆にする技術」は、私自身も実践して効果を実感している具体的な方法です。

「言葉のパワーで行動を起こす」「眠っている力を覚醒する」はとても実践しやすく、即効性もあるメソッドです。

49

セルフマネジメントメソッド

Chapter 6

「セルフキャリア」をセルフチェックする

「セルフキャリア」をセルフチェックする

	Chapter6 セルフキャリア		ページ	現在	3カ月後	行動
36	◎	自分の殻を破る	177~			
37	□	自分劇場の舞台に立つ	182~			
38	★	好きな仕事ではなく得意な仕事をする	186~			
39	★	放下着(ほうげじゃく)	190~			
40	□	キャリアを大きくとらえる	195~			
41		自分を再定義する	199~			
42		ギアチェンジする	204~			
		合計点				

◎ 重要:7つの中で最も重要なメソッド
□ 実践しやすい:すぐに取り組めて難易度が高くないメソッド
★ お勧め:◎以外で筆者がお勧めしたいメソッド

この中で最も重要なメソッドは、「自分の殻を破る」です。

「好きな仕事ではなく得意な仕事をする」「放下着」は、これらによって人生が大きく変わったという声も聞きます。セルフキャリアの創造や自己実現に向かっていく際に決め手になるメソッドだと思います。

「自分劇場の舞台に立つ」「キャリアを大きくとらえる」は、キャリアデザインの基本です。

セルフチェックからの自分戦略

Ｃｈａｐｔｅｒ１からＣｈａｐｔｅｒ６までのセルフチェックをしていただきました。

Ｃｈａｐｔｅｒごとに、それぞれどんなメソッドを使って自分を変革していくか、明らかになったと思います。

最後に、さらに全体を俯瞰して自分をどのように成長させていくか、その戦略を考えてみましょう。

まず、各Ｃｈａｐｔｅｒの合計点を一覧にした折れ線グラフを作成します。

そこに、あなたが記した「３か月後」の目標数値を、このグラフに重ねます。

ここでは３つの戦略をご紹介します。

「自分戦略Ａ」は、全体的な底上げです。すべてのＣｈａｐｔｅｒの点数アップを図る戦略ですが、実際にやってみるとそう簡単ではないことがわかります。

ただ、一度チャレンジすることで、自分が上げやすいＣｈａｐｔｅｒと上げにくいＣｈａｐｔｅｒがあることに気づくと思います。そうすることで、次の3か月をどうするかを考える際の材料になります。上げやすいところをさらに上げるか、上げにくいところに集中して底上げを図るか、などです。


「自分戦略Ｂ」は、基礎固めです。これは守りを重視したい人に有効な戦略です。

守り重視で効果を発揮するのは「自己肯定感」と「自己認識」のＣｈａｐｔｅｒです。この2つが高くなれば、他のＣｈａｐｔｅｒも上げやすくなります。まずは自己肯定感を2→5、自己認識を3→5にするなど、5以上に持っていくといいでしょう。


「自分戦略Ｃ」は、強みを伸ばす戦略です。これは攻めの姿勢で結果を出したい人向けです。

攻め重視で効果を発揮するのは「自己効力感」と「セルフキャリア」のＣｈａｐｔｅｒです。すでに数値が高い人でも、目標数値をさらに高め、満点に近い自己効力感、セフルキャリアに持っていくと、自分の殻を破る大きなパワーになります。

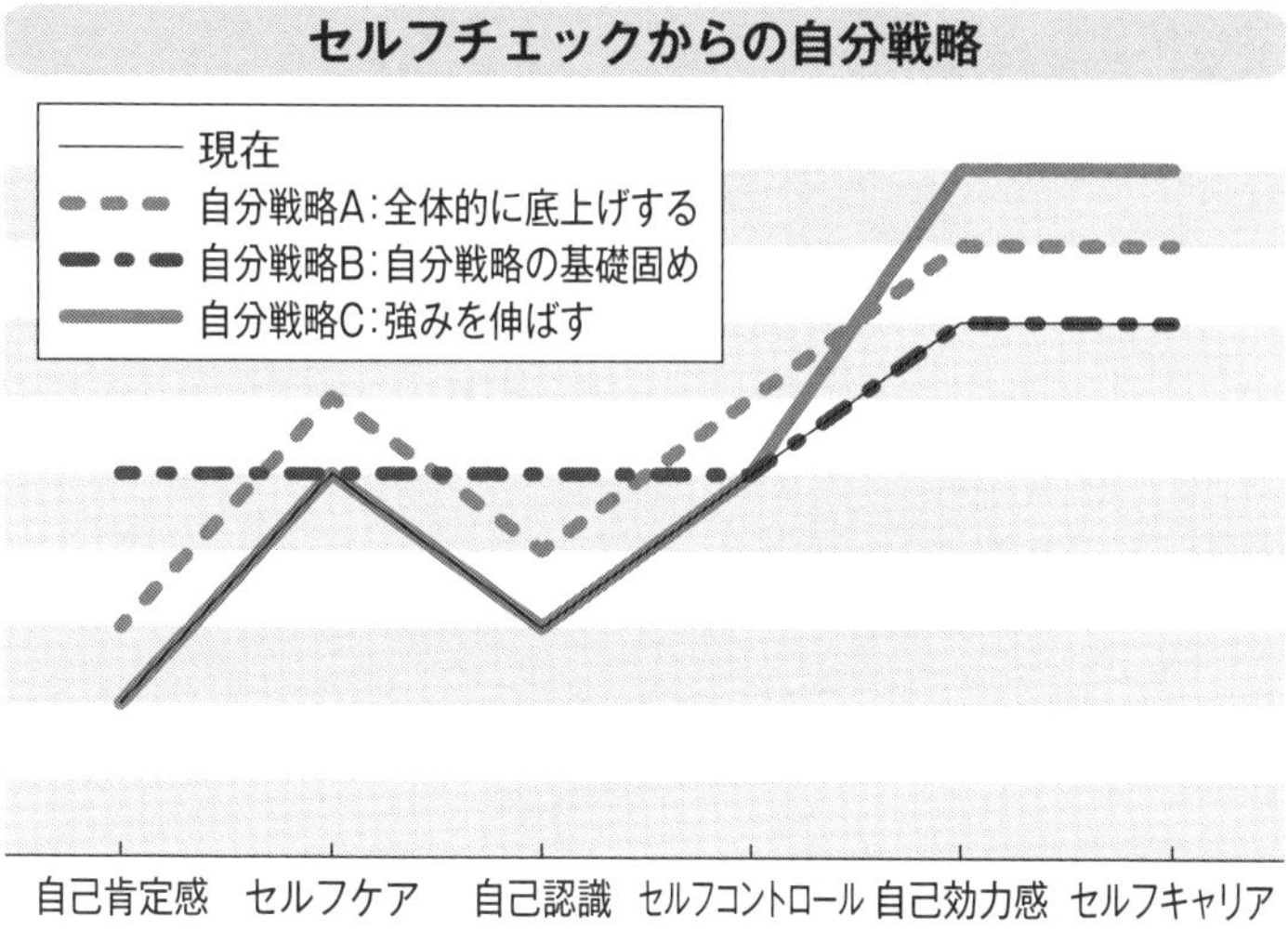

以上、3つの戦略をご紹介しました。どの戦略がよいかは人によって、またその人が置かれた状況によって異なります。したがって、これらはあくまで参考としてとらえていただき、ご自身でもっともふさわしい自分戦略を立てていただければと思います。

おわりに　変化を待つのではなく、変化を起こす

本書の締めくくりとして、７つのＣｈａｐｔｅｒが目指していることを自動車の運転になぞらえて、一緒に整理しておきましょう。

Ｃｈａｐｔｅｒ１の「自己肯定感」を自動車の運転に当てはめると、「ドライバーの心構え」です。自動車を運転する人なら誰もが携えておくべき安全に対する意識です。

自分を大切にする気持ちが安全運転につながるように、心のサバイバル時代を生きる、その基盤として、自己肯定感を高めることが大切です。

Ｃｈａｐｔｅｒ２の「セルフケア」は、自動車のメンテナンスです。愛車を洗車し、目に見えない汚れを早めに取り除くことが大切です。

定期的な点検で不具合が見つかれば、直ぐに修理しなければなりません。車を適切で安全な状態に保つために細かなケアが必要なように、セルフケアは日々の生産的活

動を支えます。

Ｃｈａｐｔｅｒ３の「自己認識」は、自分の運転技術の評価や車の特徴を理解することです。安全で快適なドライブを楽しむには、運転傾向や癖を客観的な視点で確認することや、車の性能を活かして走行することが大事です。

自己認識を深めれば、自己活用能力が向上し、アウトプットが最大化します。

Ｃｈａｐｔｅｒ４の「セルフコントロール」を運転にたとえれば、ブレーキワークです。

安全走行にブレーキ操作が欠かせないように、理性のブレーキが働きやすい行動を習慣化しましょう。

人や環境に振り回されずに生きるには、自分をコントロールする技術が必要です。

Ｃｈａｐｔｅｒ５の「自己効力感」は、運転でいうアクセルワークです。急発進やスピードの出しすぎには重大な危険が伴います。人生にも同じことが言えます。焦らずに一歩一歩の行動を大切にしましょう。

自己効力感を高めると、自分にドライブがかかり、難易度の高い目標もクリアできるようになります。

Ｃｈａｐｔｅｒ６の「セルフキャリア」は、車選びに似ています。若い時はスタイリングやブランド、走行性にこだわっていたのに、今は燃費や空間快適性を重視するようになった、というドライバーもいます。

自分の年齢やライフスタイルに合わせて車選びが変わるように、セルフキャリアも個人や環境の変化に合わせて再設計することが必須です。

Ｃｈａｐｔｅｒ７の「セルフマネジメント」は、よりよいカーライフを実現するために続けなければならない不断の点検と改善です。

将来、悔いのない理想の人生を歩めたと実感するには、自分が描いた未来図に向かって、セルフコントロールをしつつ自分を拡大しながら方向づけることが必要です。そのためには、セルフチェック＆アクションの繰り返しが求められます。

人生においては、予期せぬ問題に直面することもあります。そうした困難に振り回されず、自己成長するには、自分自身をマネジメントし続ける力が不可欠なのです。

わたしたちは変化の激しい時代を生きています。

自分の殻を中から破れば、変化の波を自分の波にすることができます。

変化の波が大きいほど、自分の波も大きくなります。

変化の波が起きなければ、自分で変化の波を起こせばいいのです。

心のサバイバル時代を自分らしく生きる心理戦略として、心の多様性の獲得を提唱し、それを実現するために、セルフリテラシーを高める49のメソッドをご紹介しました。

「自分を信じて生きる」本書がその一助になったなら、これ以上ない幸せです。

2021年9月吉日

和田　隆

カバー・本文デザイン　印牧真和
イラスト　細川倫子
編集協力　若林邦秀

〈著者紹介〉
和田 隆（わだ　たかし）
メンタルプラス株式会社　代表取締役
ウェルリンク株式会社　シニアコンサルタント
東京消防庁消防学校　講師
公認心理師、１級キャリアコンサルティング技能士として、講演、研修、面談の指導実績15万人以上。人と人が支え合うことが最大のメンタルヘルスケアと信じ、メンタルヘルス対策やハラスメント防止、キャリア形成など、独自に開発したメソッドで支援している。
主な著書に『テレワーク時代の「心のケア」マネジメント』『最新パワハラ対策完全ガイド』『パワハラをなくす教科書』『仕事のストレスをなくす睡眠の教科書』（いずれも方丈社）があり、メディアにも多数出演。

会社《かいしゃ》に頼《たよ》らない 他人《ひと》にも頼《たよ》らない
自分《じぶん》の殻《から》は中《なか》から破《やぶ》れ！
自己覚醒《じこかくせい》と自己成長《じこせいちょう》を実現《じつげん》する49の方法《メソッド》

2021年11月９日　第１版第１刷発行

著　者　和《わ》　田《だ》　隆《たかし》
発行人　宮　下　研　一
発売所　株　式　会　社　方　丈　社
〒101-0051　東京都千代田区神田神保町1-32
星野ビル２Ｆ
Tel.03-3518-2272　Fax.03-3518-2273
https://www.hojosha.co.jp/

印刷所　中 央 精 版 印 刷 株 式 会 社

ISBN978-4-908925-84-9

方丈社の本

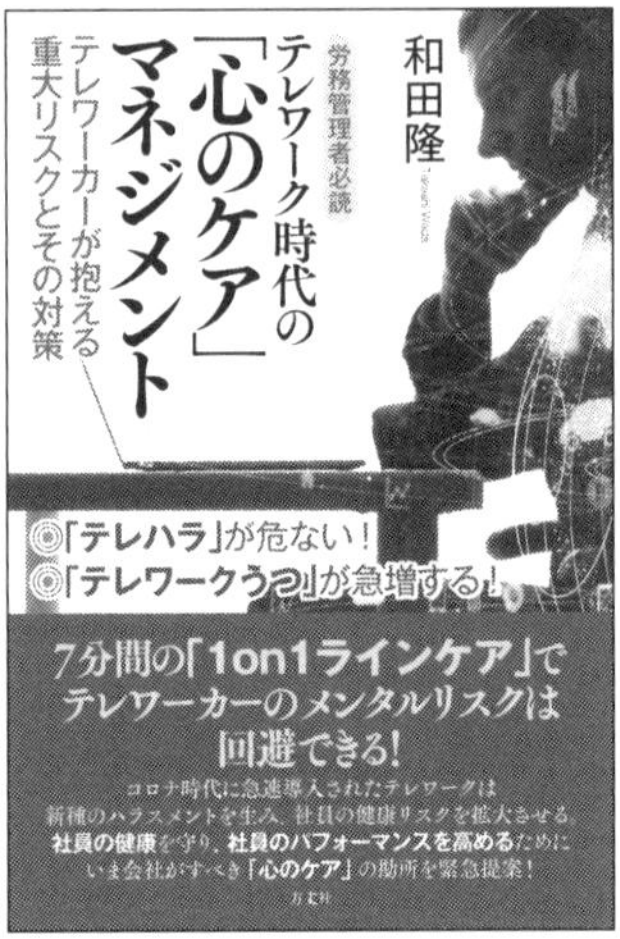

テレワーク時代の
「心のケア」マネジメント

和田 隆 著

新型コロナ感染予防対策として、一気に普及したテレワーク。しかし、十分な準備の上に導入されたものではなかったため、「テレハラ」「テレワークうつ」などに苦しむテレワーカーを生んでしまった。自宅で一人で働くテレワーカーたち。会社は彼らにどのような手を差し伸べればよいのか。多くの企業にパワハラ防止や睡眠指導の実績を持つ著者が、いま会社が行うべきテレワーカーたちの心身の健康を保つ施策を具体的に提案する。人事管理担当者の必読書。

四六判並製　220頁　定価:1,500円+税　ISBN：978-4-908925-67-2

方丈社の本

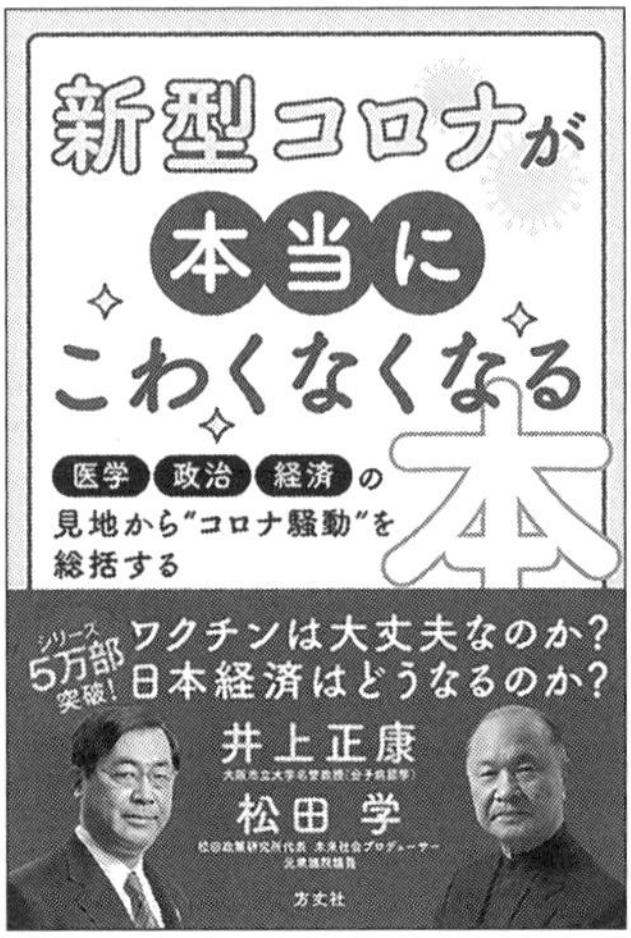

新型コロナが
本当にこわくなくなる本
井上正康・松田 学 著

ＰＣＲ検査は本当に必要なのか。ワクチンは本当に安全なのか。著書『本当はこわくない新型コロナウイルス』（小社刊）で新型コロナウイルスの「正しい怖がり方」を説いた井上正康氏（大阪市立大学名誉教授）が医学的見地からコロナの知見を展開。さらに、松田学氏が新型コロナウイルス騒動で大きく様変わりした日本の政治、経済、メディアなどの社会現象の舞台裏を鋭く分析。二人の対論で、ここまでの新型コロナウイルスに対する考え方を紹介する。

四六判並製　256 頁　定価：1,300 円+税　ISBN：978-4-908925-76-4